Mes expériences dans un asile d'aliénés

Herman Charles Merivale

Éditions Alpha

Cette édition parue en 2024

ISBN :9789359940137

Publié par
Writat
email : info@writat.com

Contenu

I. .... - 1 -

II. .... - 7 -

III. .... - 15 -

IV. .... - 23 -

V. .... - 31 -

VI. .... - 40 -

VII. .... - 48 -

'L'ENVOI.' .... - 57 -

Note de bas de page : .... - 59 -

JE.

C'est un monde fou, mes maîtres.

Je suppose que la devise que j'ai apposée au premier chapitre de la brève histoire d'une expérience personnelle singulière est désormais un axiome accepté. Est-ce dans une des chroniques de M. Sala que je lisais l'autre jour l'histoire de l'homme de plume qui commentait l'emprisonnement dans un asile d'un frère de son métier en disant simplement : « Quel imbécile il doit être ! Pendant des années, j'ai été aussi fou que lui, seulement j'ai pris soin de ne jamais le dire » ? Il y a des recoins étranges dans le cerveau de la plupart d'entre nous, remplis d'imaginations étranges qui sont également cachées ; des excentricités, je suppose qu'on peut les appeler. L'homme qui est si « concentrique » qu'il est innocent de toute particularité est un compagnon plutôt ennuyeux. Mais le Ciel nous aide tous lorsque de telles choses peuvent être qualifiées et traitées de folie. Car si nous étions tous utilisés de cette manière selon nos mérites, qui échapperait aux substituts modernes du fouet ? L'Angleterre ne contiendrait pas les asiles qui devraient être construits, et pourrait bien mériter la description d'elle que le Fossoyeur a faite à l'intention d'Hamlet : « Là-bas, les hommes sont aussi fous que lui. Permettez-moi d'aller plus loin. Il y a peu d'entre nous, peut-être, qui n'ont pas vu dans leur vie quelque chose d'étranges troubles nerveux qui ont été généralisés sous le nom d'« hypocondrie », qui sont, en fait, je pense, les différentes conséquences d'une affection commune : l'épuisement temporaire des facultés mentales. cerveau. Au-delà d'un certain point, cela devient le délire, l'errance de la faiblesse qui est si étroitement liée à de nombreuses formes de maladie, tant au début qu'au cours de l'évolution et de la guérison. Quand les victimes du délire peuvent s'ajouter aux membres excentriques de la société ; quand, à tout moment, les certificats de deux médecins qui peuvent être totalement étrangers au patient — agissant sous les instructions d'amis qui sont effrayés et perplexes, peut-être, et essaient de croire qu'ils « font pour le mieux » (je laisse de côté) (il convient de considérer ici les motifs les plus vils qui, il est à craindre, entrent parfois en jeu) - peut le condamner à la pire forme de faux emprisonnement, la mort en vie dans un asile d'aliénés, à une époque où il est lui-même pratiquement inconscient ; qui parmi nous peut se croire un instant en sécurité ? Mort dans la vie, ai-je dit ? C'est pire; car c'est une vie dans la vie, pire que toute forme de mort imaginable. Les images et les sons à travers lesquels on doit vivre ne pourront jamais être oubliés par celui qui les a vécus, mais le hanteront toujours et toujours. Ne laissez jamais vos prochains amis se persuader qu'ils « font pour le mieux » pour celui pour qui ils le font. Pour eux-mêmes, ils peuvent penser qu'ils le sont. Pour lui, on ne peut pas faire pire. Tous les nerfs doivent être mis à rude épreuve pour sauver un homme de ce sort, si cela est humainement possible, voire même s'il est vraiment fou ; car tant qu'il y a de la vie, il y a de l'espoir, jusqu'à ce que cette étape soit franchie. Quand c'est le cas, je crois sincèrement que l'espoir est réduit à son plus petit niveau. Car l'expérience personnelle que j'ai à raconter m'a appris ceci : que l'homme qui sort sain d'esprit et sain d'esprit des mains de médecins et de gardiens fous, avec tout le merveilleux réseau de complications qui, par les commissaires, les certificats et Dieu sait ce que notre loi a tissé autour de la malheureuse victime dans la pire de toutes ses aberrations est en effet très sensé. Et très sûr aussi, heureusement. Ses répliques par la suite ne sont pas tout à fait agréables. Les regards curieux et les chuchotements, les premières rencontres avec de vieux amis, l'inquiétude générale de ne pas « s'exciter » (ce qu'il est peut-être mieux excusé de faire que la plupart des gens, peut-être), amplifiés, sans aucun doute, par sa propre sensibilité naturelle. , sont difficiles à leur manière. Ils ne le dérangent pas beaucoup, il s'en amuse parfois ; car, avec un fort sentiment de bien de son côté, le conflit est plutôt agréable que désagréable à une âme bien équilibrée. Mais le fil de la vie, du travail et du devoir a été brutalement rompu par le choc et doit être renoué malgré de grands inconvénients. Cela peut cependant être fait ; et on recommence l'homme le plus sage et le meilleur.

'Jurant, quoiqu'un peu tard, qu'on ne l'y prendra plus.' Ce n'est pas une mauvaise chose d'avoir une partie de son travail et de son devoir aussi clairement soulignée que celle-ci est la mienne. Alors que cette mauvaise question est soulevée à son paroxysme comme c'est le cas aujourd'hui, chaque contribution de l'expérience personnelle est précieuse. Il ne m'appartient pas de suggérer des projets de réforme, comme c'est la mode de demander aux critiques de le faire, mais à ceux qui sont payés pour faire ce travail correctement et sérieusement, ou qui choisissent d'entreprendre de légiférer pour nous. Je n'ai pas non plus de conseil à leur offrir, si ce n'est celui d'Hamlet : « Oh, réformez-le complètement. Le système est radicalement erroné, de bout en bout, dans lequel de tels torts sont possibles. Et je le crois d'autant plus que cela me semble sans excuse raisonnable. La folie est la plus terrible de toutes les visites ; mais aussi, probablement pour cette raison, le plus indubitable. Et malgré les médecins, les avocats et toute l'artillerie de la bêtise organisée, j'ai tiré une autre leçon de ma dure expérience : je ne crois pas qu'on puisse se tromper sur un fou quand on le voit.

L'expérience particulière que je dois raconter n'a rien de particulièrement douloureux et n'en est peut-être pas pire. Je n'ai rien à écrire sur les chambres obscures, les gilets de force ou les coups de fouet, ni à révéler de tels secrets de la prison qui feraient dresser chaque cheveu particulier à la narration. Mes répliques étaient lancées dans des endroits agréables. L'asile privé dans lequel j'ai été enfermé pendant de nombreux mois, qui, rétrospectivement, semble n'être qu'un triste rêve, est, je crois, fortement recommandé par les commissaires de Sa Majesté comme un charmant complexe sanitaire, tout à fait un endroit pour passer « une vie heureuse ». Pendant ces mois, j'eus l'avantage de vivre dans un manoir crénelé, dans l'une des plus jolies régions d'Angleterre, que je détesterai jusqu'à mon dernier jour, avec une variété constante de domestiques, qui m'honoraient en dormant dans ma chambre, parfois comme jusqu'à trois à la fois. Je mourais de délire et de prostration, tout simplement, et je n'étais plus qu'une ombre ; par conséquent voté « violent », comme le meilleur moyen de s'en sortir. Avec des voitures pour me promener, fermées les jours de pluie, ouvertes les beaux jours ; avec du cricket, des boules et du tir à l'arc pour l'été, et une meute de busards à suivre à travers le pays en hiver ; avec le chef de l'établissement, qui vivait dans une jolie petite chaumière avec sa famille, pour me donner le thé à cinq heures le dimanche ; avec cinq réflexions par jour auxquelles je pourrais participer, avec mes compagnons fous, si j'en ai envie, dans mon salon privé quand je ne pouvais pas le supporter ; avec une chapelle privée pour les prières du matin ou l'office du dimanche, les mêmes compagnons et préposés pour une congrégation, et quelques visiteurs qui venaient nous regarder ; avec de petites soirées de whist ou de musique entre « nous », et un prestidigitateur ou un artiste occasionnel de la ville pour nous distraire parfois le temps d'une soirée ; avec un parent occasionnel pour venir me voir, me prier de ne pas m'énerver et partir le plus tôt possible, que pourrait désirer de plus l'homme ? Lorsque je regarde ma dernière phrase, elle se lit comme une publicité. Restez, j'avais oublié le médicament. Ils ne m'en ont pas donné beaucoup, je suppose, sinon je ne serais pas en vie. En effet, il me semblait que le principe général était de le donner quand on le demandait, et à peu près ce qu'on demandait. Lorsque je devenais inhabituellement faible et délirant, une bonne dose de théorie « violente » – l'homéopathie, je suppose, d'un point de vue nouveau – suffisait, littéralement, à me *réduire* à la raison. Car alors je suis devenu trop faible pour parler, et l'affaire s'est terminée pour un temps.

Tout cela a un aspect si beau qu'il semble difficile de le contester. Pourtant, la vie qu'elle cachait était incroyablement terrible. Ma tête était pleine des imaginations les plus faibles, les plus variées, les plus errantes, les imaginations d'un épuisement pur et prolongé. Ces fêtes, jeux, divertissements, repas, sans le visage d'un ami près de moi, sans espoir, sans souhait ou volonté ; avec les cris et les cris des plus violents pour me réveiller parfois la nuit ; avec toutes les formes d'affliction personnelle pour me hanter et me moquer et pourtant m'accompagner au quotidien ; avec de pauvres gens qui faisaient toutes sortes de pitreries étranges autour de moi, rassemblés n'importe comment ou pas, avec ou sans chambres privées qui leur sont propres - davantage, j'en ai peur, dans la mesure où leurs amis pouvaient ou voulaient les payer ou non, sur le pied. de « patients de première classe » que sur tout autre principe intelligible ; avec la mort dans la maison de temps en temps, tombant soudainement et terriblement sur l'un de ces malheureux exclus d'une maladie intérieure insoupçonnée, qu'ils ne pouvaient expliquer, dont ils parlaient à voix basse, et étouffée et oubliée aussitôt que possible ; avec les gardiens – « serviteurs », si vous préférez – jouant leurs rudes jeux de chevaux dans toute la grande maison, les Philistins se moquant des pauvres Samson sans défense, et variant leurs amusements par un langage grossier et grossier qui rendait le sang glacé je me refroidis ; — l'histoire me fait reculer dans le récit, et je regrette presque d'avoir entrepris de la raconter.

Mais la perversité veut la cautérisation jusqu'au plus profond, et je crois que toute histoire de ce genre devrait être racontée. Pour moi personnellement, la mort a été très proche dans cette maison à plusieurs reprises, à cause de l'épuisement cérébral le plus complet et le plus absolu. Je l'ai ressenti à l'époque comme je le connais depuis. La mort dans une solitude totale, à l'exception des gardiens à mes côtés, dont le devoir était - ou ils l'interprétaient comme tel, certains d'entre eux - de me retenir et de sauter sur moi, ou de s'agenouiller sur mon sternum, si je me retournais ou si je prononçais tous les mots errants au lit. Quand j'étais vraiment en train de mourir, heureusement, j'étais trop faible pour bouger ou pour parler. Et il n'y a pas de commentaire plus étrange sur la nature étrange du grand et commun mystère que le fait que dans ces moments suprêmes, inconscient de tout le reste, je me suis senti consciemment et intensément heureux – plus heureux que je ne l'ai jamais ressenti, peut-être, de toute ma vie. . Mais je devais vivre, et je l'ai fait. Et le cerveau était si sain dans toute sa faiblesse que je n'ai presque pas oublié un seul détail de ma vie dans ce lieu, presque même aucun des imaginations vagues et errantes qui possédaient la tête affamée ; si vagues et si errantes que, si j'en avais raconté un quart au médecin, à qui j'en avais raconté beaucoup trop (sur le principe des amis de M. Sala), tout Bedlam lui-même n'aurait pas été tenu pour plus fou que moi. appellent des fantaisies qu'ils appellent des « illusions ». Et en tant que tels, je crois qu'ils sont écrits dans le Livre des Chroniques des Commissaires à la Folie. Car nous savons avec quel soin parental ces choses honteuses sont faites.

M. Dillwyn et d'autres ont fait de leur mieux ces derniers temps pour éveiller l'esprit du public sur cette question, et certains articles récents parus dans les journaux les ont peut-être grandement aidés. Mais le ministre de l'Intérieur, je vois, a gracieusement reporté l'enquête à la période la plus opportune qui, depuis l'époque de Félix, s'est avérée difficile à obtenir à nouveau. Il est probablement plus facile de faire un grand feu d'artifice en matière de politique étrangère et, en sonnant de grandes trompettes, de restaurer la Grande-Bretagne à son ancienne place parmi les nations, dont certains d'entre nous n'ont jamais pu voir comment ni quand. elle avait perdu ; et la déférence même qui lui a été témoignée dans cette affaire de Cyprien semble montrer qu'elle ne l'a pas fait, que de s'occuper d'un problème de famille comme celui-ci, qui relève si fatalement de la compétence de notre vieil ami le Bureau des Circonlocutions, et implique une si grande responsabilité. variété d'« intérêts britanniques » d'un type particulier et individuel. Intérêts, ai-je dit ? C'est effectivement le cas, car cela implique les libertés et la vie de chacun d'entre nous. C'est très bien de nous vanter de nos chartes et de nos immunités, et de bénir nos étoiles du Nord que nous ne sommes pas comme les autres hommes. Mais le cas de Vera Vasilovitch (si tel était son nom), pour lequel nous avons tant jubilé aux dépens des Russes aveuglés, n'implique pas de plus grand danger que ces lois maléfiques sur la folie. Une fois sous leur emprise, il est difficile, voire difficile, d'en sortir. Au mieux, lâches, nous tous, nous avons tous peur du nom même de « folie » plus que de toute autre chose ; et c'est dans cette peur que réside la sécurité du système actuel contre toute attaque qui pourrait lui être adressée.

Il y a eu l'autre jour dans un journal américain l'histoire d'une dame qui a été enlevée par deux canailles sous les yeux de tout un groupe de voyageurs, dont aucun n'a levé le petit doigt pour la protéger alors que les gaillards lui avaient chuchoté qu'elle etait en colère.' Cette histoire n'était peut-être pas vraie ; mais c'était si singulièrement *ben trovato* que cela aurait très bien pu l'être ; et la simple possibilité de sa vérité démontre la nécessité de garder les yeux bien ouverts sur les dangers dans lesquels nous vivons. Je suppose que la plupart d'entre nous ont plutôt ri de l'attaque de Charles Reade contre les asiles privés et se sont tranquillement réconfortés en pensant qu'« au XIXe siècle » (expression qui est utilisée comme une sorte de talisman, apparemment, comme le « Britannique » de l'époque de Palmerston), de telles choses sont impossibles. Il faut une expérience personnelle de leurs commodités, telles que celles qui m'ont été réservées, pour croire sérieusement que les aventures d'un roman peuvent être transférées dans les pages d'un « article » et être aussi étranges – et vraies. Les complots crapuleux, pour des motifs personnels, visant à mettre en œuvre la loi sur la folie, sont assez rares, je n'en doute pas. Mais la loi les favorise. Ce qui n'est pas rare, j'en doute encore moins, c'est l'emprisonnement dans ces lieux effrayants de personnes parfaitement saines d'esprit, mais souffrant de quelque désordre passager du cerveau, la partie la plus délicate et la plus compliquée de tout le mécanisme, et la moins comprise ; et si les asiles sont une triste nécessité pour les vrais fous, et même cela, je ne peux m'empêcher d'en douter ; car, d'après ce que j'ai vu, je crois qu'ils ont besoin d'une surveillance personnelle beaucoup plus aimante et plus directe que celle qu'ils peuvent obtenir, pauvres gens, car les nerveux qui ne sont pas fous sont terribles. Les fous me semblaient peut-être assez heureux dans l'ensemble. Mais la souffrance de ceux qui sont conscients d'être sains d'esprit, mais très malades de corps, et pourtant traités comme sains de corps et malades d'esprit – la vie de ceux-là parmi les fous et les déroutements décrits. Là, ils doivent être rendus fous par le score. Je sais ce que c'est pour les hommes ; que doit-il être pour les femmes ? Personnellement, je ne crois pas que j'aurais pu supporter cela encore une semaine, car le cœur et le cerveau étaient tendus au point d'éclater. Ce qui me serait arrivé, je ne le sais pas, car j'avais perdu tout souci de quoi que ce soit. Le bon médecin, sous les conseils duquel j'ai été sauvé, « malgré la fortune », et malgré moi, n'a pas non plus prétendu le savoir. Mais il pense que j'ai dû m'effondrer complètement, probablement à cause d'un ramollissement du cerveau.

Assis à mon bureau comme je le suis maintenant, avec la pipe réconfortante et la cruche de bière à mes côtés (des poisons mortels pour moi, les deux, m'a-t-on souvent assuré), et avec un sentiment profond et reconnaissant de bien-être physique extrême, il m'est difficile de croire qu'il n'y a pas si longtemps on m'a déclaré souffrir à différents moments ou tout à la fois d'épilepsie, de paralysie partielle, de crises, de délires, de manie suicidaire et homicide, de « voix » (une pièce très professionnelle et dangereuse de fumisterie, dont j'aurai plus à dire tout à l'heure), des « visions » (*Anglicè* , rêves), et Dieu sait quoi d'autre. Comme j'étais complètement prostré par la faiblesse, cela ressemble à une complication dangereuse ; et je sens avec fierté que je peux en toute sécurité défier Maria Jolly elle-même à la preuve. C'est quelque chose d'avoir vécu toutes ces maladies et de se consacrer à remplir le verre de bière bienvenu ou, comme le moraliste de la mémoire thackeravienne,

Vivant et joyeux toute l'année,
Trempant mon nez dans le vin gascon.

Mais ce n'est pas trop dire, et je répète les sages paroles de mon bon ami et médecin, et non les miennes, qu'il y a en ce moment de nombreux hommes qui croupissent dans ces lieux qui auraient pu être sauvés, peut-être. même maintenant (et une attaque populaire, à la manière de Bastille, contre l'ensemble des asiles privés ferait, à mon avis, autant de bien que de mal), des hommes qui auraient très bien pu être épargnés et sauvés pour faire du bon travail dans le monde. , mais qui gisent maintenant aussi impuissant que l'enchanteur aux pieds de Vivien dans le chêne creux—

Perdu pour la vie et l'usage, le nom et la renommée.

II.

Depuis que j'ai terminé le premier chapitre de mon discours, certains des rares amis à qui j'ai confié mon intention de confier mes expériences à la forme dangereuse de la *litera scripta* ont été enclins à me remontrer mon audace. En fait, ils semblaient penser qu'il y avait quelque chose de très faux dans toute cette affaire ; que je devrais, d'une manière subtile, rompre une confiance qui devrait être dévotement gardée — envers moi-même, je suppose ; et que les secrets de la prison de la folie devraient être aussi sacrés que les mystères de Cérès d'autrefois. Si, lorsque ces journaux auront été publiés, ils me puniront à la manière horatienne, et m'interdiront de me dégourdir les jambes sous le même acajou, ou de tenter la fragile écorce en leur compagnie, je ne puis le dire. Mais je ne vois pas mon crime. Je me sens disposé à citer une phrase de Shirley Brooks dans *Punch* , qui m'a toujours semblé l'une de ses plus drôles, lorsque, en réponse à de nombreuses questions sur la raison pour laquelle son célèbre article était publié mercredi et daté d'un samedi à l'avance, il écrivait simplement : son "Punch's Table-talk", "Qu'est-ce que ça peut faire à quelqu'un ?" Et je répète ce que j'ai dit ou sous-entendu dans mon premier chapitre, à savoir qu'à mesure que l'étrange expérience s'éloigne dans le passé et que le douloureux sentiment d'insécurité s'éteint qu'elle a d'abord laissé derrière lui, l'esprit béni du plaisir vient à mon aide, et le « l'humour » m'affecte autant que le caporal Nym.

Je suis heureux d'être d'accord avec un de mes amis qui, en discutant de la chose, m'a dit : « Le pire chez vous, c'est que vous êtes plutôt brutalement sain d'esprit. Et l'absurdité de tout lien entre moi et un asile d'aliénés me frappe si fort que je commence à me frotter les yeux et à me demander si tout cela s'est réellement produit. Cela semble à certains degrés moins réel qu'il ne l'était même lorsque j'ai terminé le dernier chapitre. Je ne peux donc pas adopter le même point de vue que mes amis, ni découvrir que mes propres révélations me blessent, comme ils semblent penser que je dois le faire. Si je fais du mal à quelqu'un d'autre, ce n'est ni ma faute ni mon affaire. Il y a malheureusement trop de gens dans le monde qui ne peuvent pas avoir à souffrir. Et s'attendre à ce qu'un scribe s'abstienne de capitaliser sur une telle aventure, c'est trop demander à l'humanité mercenaire. Lorsque divers projets de colère contre la loi, pour des actions en détention abusive, avaient cédé la place à la réflexion que la justice qui m'avait mis dans le pétrin n'était pas susceptible de me remettre en ordre par la suite, et il m'était venu avec force qu'il valait mieux assis et calmement pour raconter mes « voyages dans le pays des ténèbres » plutôt que pour payer une chance de réparation, je me suis senti très à l'aise avec toute cette affaire.

Les hommes ont voyagé, et combattu, et ont été assiégés, et se sont enfermés parmi les pauvres, et ont fait beaucoup de choses étranges avant cela, dans le seul but d'écrire des livres sur leurs actes. Mais je suis sûr qu'aucun homme n'a jamais accepté d'être traité de fou avec ce point de vue ; car s'il l'avait fait, il ne se serait peut-être jamais échappé, s'il avait été aussi sain d'esprit que moi pour raconter son histoire. Je sais que depuis quelque temps j'ai pu avoir l'impression (ce qu'un de mes amis, qui a visité un jour l'asile, m'a dit être décidément la sienne) que le médecin de maison, dont la mission était de nous guérir, et surtout pour nous libérer, était un des fous les plus remarquables du lieu. Je me souviens bien comment, alors que je sombrais dans un état de dépression et d'absence d'esprit au billard à la dixième répétition d'une de ses vieilles histoires particulièrement ennuyeuses, et que j'avais complètement oublié de marquer, ce médecin m'a signalé à mes parents, et j'ose dire aux commissaires de Sa Majesté, comme étant « tombé dans un état de torpeur dangereux ». Torpeur était le mot.

De Quincey lui-même, avec toute sa puissance d'éloquence et de peinture de mots, aurait pu trouver même les rêves d'un mangeur d'opium moins difficiles à fixer et à décrire que les fantaisies merveilleuses et les vues dissolvantes de l'hypocondrie, lorsqu'elles sortent du domaine de l'hypocondrie. imaginez celui d'une vraie maladie. À ce stade antérieur et fantaisiste, il peut ou non être vaincu par cet effort de volonté si facile à prêcher et si difficile à mettre en pratique ; mais dans le second cas, sauf par l'action de ce que je suppose devoir appeler – à une époque où un nom plus élevé et plus noble est quelque chose de dépassé dans les « meilleurs cercles » – la *vis medicatrix « Naturæ »*, pratiquement incurable. Les médecins, qui savent ce que Galien savait et pas plus, mais qui semblent néanmoins croire en eux-mêmes, même pour l'enseignement de Molière, sont impuissants devant cela. Leur bonté de cœur abonde – comme, Dieu merci, il y en a partout – mais leur habileté ne suit pas son rythme. L'un des plus gentils d'entre eux que je connaisse, et je pense le plus sensé, m'a dit qu'il avait autrefois sous sa garde une dame qui souffrait d'une forme grave d'hypocondrie. Elle a récupéré; et quelque temps après, elle eut une blessure à la colonne vertébrale, dont elle mourut dans de grandes douleurs. Au moment de mourir, elle lui dit que ses souffrances n'étaient rien comparées à ce qu'elle se rappelait de la douleur mentale de cette première maladie. Et j'y crois pleinement ; même si nous savons que, heureusement, nous n'oublions rien aussi tôt que la douleur. Ajoutez à cela une agonie indéfinissable et épuisante, les environs d'un grand asile d'aliénés - au-delà de la conception, l'endroit le plus cruel pour une telle maladie - avec une surveillance médicale purement nominale, où tous, à peine une exception, sont considérés comme des fous incurables et simplement tenus à l'écart. de la manière d'éviter les ennuis aux familles, et la plume d'un De Quincey m'aiderait aussi peu dans la description que la mienne. Je vais donc commencer tranquillement par le début.

À notre époque câline et peu virile, il devient presque rare de rencontrer, en tout cas dans la vie londonienne, un homme qui ne soit pas plus ou moins hypocondriaque à l'égard de ce bouc émissaire malchanceux des temps modernes, son foie. Il est représenté comme un être tellement omniprésent, élastique et sensible que, personnellement, je commence à ne plus croire du tout à son existence et à le considérer comme une sorte de « Madame ». Harris dans l'économie humaine. Depuis que s'est répandu parmi nous ce que je puis respectueusement appeler l'Andrew-Clarkisme, l'humoriste peut trouver sans cesse matière à méditation, à la table du club et lors des déjeuners de dames, en s'informant du nombre exact de verres de vin (la qualité n'a jamais été prise). semble être pris en considération, d'une manière ou d'une autre) que portera chaque foie respectif, et de la taille relative de l'assiette de viande froide (ou « l'œuf, son équivalent ») qui peut être consommée avec une mastication lente. Le vin ou le verre d'eau froide, qui est sans aucun doute meilleur, doit être siroté et non avalé ; et l'effet général, bien que déprimant, est excellent s'il est persévéré. Il est rarement persévéré plus longtemps que la nature ne le permet, et le patient, après un certain temps, se précipite vers la table la plus proche et la mieux remplie sous l'influence d'une soif et d'une faim incontrôlables. , et amène ainsi un foie reconnaissant à la raison, est probablement la raison pour laquelle ce Sangradisme modifié survit si longtemps. Les jours de l'alcool sont théoriquement comptés, mais je doute qu'ils le soient un jour en pratique. Dans des temps plus anciens et plus simples, le vin était connu pour fortifier le cœur de l'homme ; et pourquoi les médecins de tempérance, qui prouvent sans conteste que l'alcool n'est pas un aliment, en l'interdisant, conseillent toujours à leurs victimes de recourir à une augmentation correspondante de la nourriture animale, dépasse ma logique académique. Cela implique un syllogisme tout aussi extérieur au domaine de notre vieille amie « Barbara celarent » que le célèbre argument de Macaulay :

La plupart des hommes portent des manteaux,
La plupart des hommes portent des gilets, C'est pourquoi certains hommes portent les deux.

Mais la logique de la médecine n'est pas la raison d'être des autres métiers. J'avais pensé à ces choses l'autre jour quand j'allais à l'église et que j'entendais la chère vieille histoire de Cana en Galilée. Et aucun esprit respectueux n'accusera le mien d'irrévérence si je dis que, malgré moi, mes pensées se sont formées en épigramme :

Un miracle de l'Amour Divin
A changé toute l'eau en vin : Sauve-moi des miracles des hommes, Qui
veulent la changer à nouveau.

Il s'agit d'une digression, mais très pertinente au sujet en question. Car un
long cours d'inanition selon le principe moderne, pas suffisamment combattu
par la soumission aux invitations bruyantes de la nature à manger, à boire et
à se réjouir, et d'autre part indéfiniment accéléré par le choc effrayant d'un
cours d'eaux allemandes, fut le prélude à la maladie dans laquelle je suis
tombé.

Peu importe ce que cela a commencé. On a répété à maintes reprises que le
travail ne fait de mal à personne, mais que l'inquiétude tue. Les troubles
domestiques, peut-être, commençant par la mort d'un parent très proche et
très cher dans des circonstances de douleur exceptionnelle, furent dans mon
cas le véritable fondement du mal, qui grandit très vite par ce dont il se
nourrit lorsque survient l'inquiétude. Malheureusement, je n'avais pas besoin
de travailler, je devenais de moins en moins disposé à tout, et de plus en plus
victime des régimes et des prescriptions, avec tous leurs tristes cortèges de
dyspepsie et de manque de sommeil, et, comme conséquence commune ,
l'abus de cette drogue sinistre et funeste, l'hydrate de chloral. L'intérieur bien
disposé se révoltera au seul souvenir de son goût hideux et s'envolera vers
l'avertissement et les remontrances. Au fur et à mesure que la maladie
m'envahissait de jour en jour, et que le fantôme fatigué du Soi — et du Soi
dans son point de vue le plus déformé et le plus morbide — absorbait enfin
chaque pensée et chaque énergie, la « différence » bien connue de la maladie,
le le terrain était en train d'être confortablement dégagé pour l'expérience qui
allait suivre. Élevé dans l'école moderne et insouciante de l'indifférence
envers les espoirs et les sentiments supérieurs ; jamais incroyant, j'espère (je
me souviens des paroles du Dr Johnson : « Monsieur, s'il est infidèle, c'est
comme un chien qu'il est infidèle ; il n'y a jamais pensé »), mais vivant
pratiquement la vie d'un infidèle, j'étais sans le sentiment d'être incroyant. un
séjour et un repos qui peuvent porter triomphalement les hommes sur des
problèmes pires que les miens. J'ai dû me suicider, comme nous tous qui
désirions nous élever sur les tremplins du géant mort vers de meilleures
choses, avant que ma maladie ne porte ses fruits. J'espère et je prie pour que
ce soit le cas maintenant.

Il me semble que je prélude encore. Mais je crois que mon expérience jusqu'à
présent séduira directement plusieurs centaines d'hommes ; et je souhaite les
avertir pleinement et équitablement - c'est mon objectif dans ces documents
de le faire - dans l'état actuel de notre loi, à quoi l'hypocondrie peut conduire,
s'ils la poussent jusqu'à ennuyer leurs proches, à juste titre. désireux d'être
amusé et à l'aise dans la vie.

Permettez-moi de passer brièvement sur ces eaux effrayantes allemandes. Je suis arrivé à Carlsbad un été, tout seul et à moitié épuisé ; et cet endroit salubre usait l'autre moitié avec une rapidité généreuse. Chaque matin, aux petites heures, quand j'aurais dû prendre de la chair au lit, je buvais à une source ou à une autre une fraction des quelques kilos qui me restaient, en compagnie d'une longue suite de camarades idiots. Les eaux de Carlsbad fonctionnent aussi parfaitement que Shylock l'aurait fait ; seulement il leur faut une pierre là où le Juif se contentait d'une livre. À propos, Antonio était un hypocondriaque; Je me demande si Shakespeare, dont il est prouvé qu'il était partout et qu'il a tout fait, était allé à Carlsbad et avait caché une allégorie ? J'ai vu au moins trois médecins sur place ; car mon premier tomba malade, et mon second ne se rappela jamais quel ressort il m'avait commandé, étant persuadé qu'un seul pouvait atteindre « mon cas », et le changeant donc à chaque fois.

O Karlsbader Wässer,
Wäret ihr nicht besserAls eure Doctoren,Wir wären verloren!

C'est ainsi qu'a été rédigé un distique angoissant que j'ai trouvé écrit quelque part sur un rocher. Mais les médecins et les eaux, c'est beaucoup, je pense. Chaque année, Charles's Bath réclamera son hécatombe ; Je ne sais pas pourquoi. Harrogate est tout aussi méchant et tout aussi dangereux. À mon avis, de tous les poisons distillés des entrailles de la terre, parfois nocives, ces mêmes eaux sont les pires. La force et la faiblesse sont des termes convertibles en santé et en maladie ; et ce qui affaiblit en réduisant ne rend pas fort. Et à ce stade de mon sermon, soyez encore une fois avertis, hypocondriaques, et méfiez-vous.

Je suis revenu de Carlsbad gravement malade et mon état s'est aggravé très rapidement. La prétendue réaction qui est si ingénieusement prétendue comme le résultat de ces boissons désagréables, pour expliquer le fait naturel que tous, sauf les herculéens, parmi les buveurs, empirent régulièrement pendant un certain temps après, et s'améliorent à nouveau lorsque les effets se sont dissipés, n'a pas réussi à se réaliser. se manifeste en moi depuis quelques années. Ce fut finalement le cas, sans aucun doute ; et je pourrai peut-être encore envoyer une tablette votive à Carlsbad. Je suis devenu, comme je l'ai dit, ennuyeux. J'ai été transmis de médecin en médecin et, comme l'un d'eux l'a dit franchement, chacun m'a donné un nouveau coup de pied dans l'échelle. Sur une des marches seulement, je demande à m'attarder un instant et à remercier celui d'entre eux, le véritable ami et l'homme bon, dont je pourrai peut-être rencontrer l'œil, à qui je dois autant qu'un homme peut devoir à un autre. dans ce monde. Seuls lui et moi, dans ce monde, savons ce que je veux dire.

J'atteignis enfin l'échelon le plus bas de l'échelle médicale ; car ce que le commerce du vin représente pour l'homme qui a généralement échoué, je suppose que c'est le commerce de la folie (avec de belles et marquées exceptions, bien sûr) pour le médecin qui n'est bon pour aucune autre « spécialité » et qui sait qu'il n'est pas. Sa province est l'inconnu ; la loi travaille pour lui ; il a la charge d'un certain nombre de malheureux que d'autres, pas lui, ont qualifiés de « fous » ; il argumente, quand il argumente, à rebours. Il n'a pas besoin de dire à ses patients : « Vos paroles et vos pensées sont sans suite, votre œil s'égare, etc. ; donc tu es fou ; mais : « Vous êtes fou ; c'est pourquoi vos paroles et vos pensées ne se suivent pas, et votre œil s'égare. Cet argument a été absolument utilisé sous cette forme avec moi ; et je laisse l'honnêteté juger de l'effet.

Mais je ne pouvais pas me permettre d'être en colère, car cela aurait été de l'« excitation » et encore plus fou. La situation dans laquelle vous mettez certains d'entre nous, certains d'entre vous, avec le cœur léger de M. Emile Ollivier, est cruelle et terrible, certes, pour l'homme conscient de sa raison, mais sous l'interdit, mesdames et messieurs. Et étant donné que je suis l'un des rares à avoir jamais traversé une telle épreuve avec toute sa vivacité d'esprit autour de lui, je ne peux pas m'étonner un seul instant que d'autres se soient contentés de s'asseoir tranquillement sous ce tort des plus intolérables, et de tenir leur langue, de peur que « l'excitation » ne soit à nouveau suscitée contre eux. Mais je ne le ferai pas, c'est tout. De tout mon cœur, je crois à la grande vieille phrase de Sophocléen, qui consolait Mortimer Collins :

Ο ὐ δεν ποθ' ἐ ϱπει ψευδος ε ἱ ς γηϱας χϱονον.

Pour le bénéfice de ceux qui ne connaissent pas le grec : « Aucun mensonge ne rampe jusqu'à la vieillesse. » Et même dans ce monde lâche, je crois que la vérité est maîtresse lorsqu'elle est utilisée comme arme intrépide, pour attaquer ou pour se défendre.

Mais je suis de plus en plus « excité », chers lecteurs, et je vous demande pardon. Certains de mes amis ont naturellement peur de toute excitation de ma part. Ce n'est pas facile à éviter parfois. Après cette tempête qui a balayé ma vie, il y a un grand et fort courant de colère juste qui se poursuivra au plus profond d'elle jusqu'à la fin, mais pas plus profond que je veux dire, il doit être calme. Du danger de l'ortie, j'ai cueilli la rose de la sécurité.

C'était un hiver rigoureux quand, au début de la fin, j'ai été relégué aux soins d'un jeune médecin de village au bon caractère, avec à peu près autant de connaissances sur les constructions du cerveau, je pense (et peu de reproches à lui faire) , comme de l'architecture cambodgienne. C'était un homme gentil et faisait tout ce qu'il pouvait ; mais il habitait dans un petit hameau aux confins d'une des étendues les plus mornes de notre région forestière, et je réfléchis avec tristesse à quel point j'ai dû l'ennuyer. Je me console en pensant que j'ai dû lui être d'une grande valeur dans ses études, car il essayait sur moi sa main d'apprenti dans les cas « nerveux », pour lesquels il se soupçonnait d'être appelé ; et je me demande s'il n'a pas réussi à attraper la maladie.

Goethe a dit un jour que le plus grand des bienfaits physiques est une grosse tête avec suffisamment de sang pour la nourrir, et que la plus grande des épreuves physiques est la même tête sans sang, à laquelle doivent suppléer toutes sortes d'imaginations, qui bien entendu prennent le pas sur la tête. forme la plus morbide. Dans mon cas, ils se sont tournés, comme ils l'ont fait dans des milliers de cas, vers l'hypocondrie religieuse. Il n'y a rien de plus difficile à expliquer, selon aucune hypothèse darwinienne ou contiste à ma connaissance, que des « phénomènes » de ce genre. Ils existent et il faudra s'en occuper quelque part. La curieuse histoire de John Bunyan se répète constamment depuis ses jours. Ils essayaient à l'époque. J'étais pleinement convaincu que j'étais l'homme le plus méchant qui ait jamais vécu, et même dans ma maladie, j'ai plutôt triomphé à la manière de Topsy.

En regardant en arrière depuis mon point d'observation actuel et conscient de n'avoir jamais fait de mal à personne, je ne peux pas imaginer pourquoi je suis arrivé à une conclusion aussi désespérée. J'ai dû malheureusement essayer ce pauvre jeune médecin ; car je n'ai jamais parlé que de mes péchés et de mes maux, bien que je sois naturellement doué d'un vif intérêt pour toutes sortes de choses, presque *quiquid agunt homines* . Pour mes péchés, pour lesquels il se sentait hors de sa compétence, il envoya au clergé de la localité du village, qui s'enfuit après cinq minutes de discours ; et, comme je l'ai appris depuis, avec un bon sens dont je le remercierai toujours mentalement, j'ai écrit à certains de mes parents pour leur dire de me renvoyer « chez moi » immédiatement – ce cher, bon et béni vieux mot ! - et sauve-moi des médecins dès que possible. Ils préféraient un « asile ».

Quant à mes maux, j'avais évolué de ma conscience intérieure, après une expérience variée et polyglotte auprès de nombreux médecins, dont j'avais souffert bien des choses, certaines théories étonnantes sur les acides et les alcalis, et sur les troubles organiques et fonctionnels, qui étaient innocents du moindre fondement en fait, mais, à ce que je puisse voir, tout aussi fondé que ceux de la faculté. Un des Diafoirus, je me souviens, qui avait été baronné pour ses performances, refusait entièrement de prononcer sur moi autre chose que la simple phrase : « Ô Seigneur, emporte-le, des steaks de bœuf et de l'huile de foie de morue ! S'il avait dit « Bourgogne » à la place, je l'aurais maintenant pleinement révéré au lieu de partiellement. Car j'étais en fait affamé, et c'était tout.

Mais ne me permettez pas de trop rire ; car ce qui suivit n'était pas une affaire de rire. J'étais « assisté » chez mon médecin forestier par un domestique, récupéré je ne sais où, qui croyait de son devoir de me remonter le moral en me proposant des berceaux, avec des cartes sales, et en me surveillant, dans ma chambre, nuit et jour, jusqu'à ce que sa présence constante me rendait presque fou. Trois des principaux « médecins fous » de Londres, chez qui j'avais été transporté en « consultation », m'avaient déclaré tout à fait sain d'esprit, bien qu'épuisé et hypocondriaque, et voué à me rétablir. C'est ce que disait aussi mon jeune médecin. Et quand, un soir, après une sotte démonstration de misère désolée (et c'était *de* la misère), dont je me contente maintenant d'exposer la responsabilité morale, si tant est qu'il y en ait une, à d'autres portes que la mienne, un parent est arrivé, et, sans aucune référence aux hommes habiles dont j'ai parlé, a ordonné mon déplacement immédiat vers « un autre endroit », le même jeune médecin-hôte m'a dit qu'il n'aurait jamais autorisé une telle démarche ; mais le parent n'était resté que cinq minutes, avait quitté l'ordre et était parti pour l'étranger.

J'ai donc été « éloigné », à moitié mourant, dans un état de demi-conscience, je me souviens à peine comment, jusqu'au manoir crénelé mentionné dans mon premier chapitre. Bien entendu, le tort aurait dû être impossible ; mais c'est possible, et c'est la loi. Ma liberté et mon existence même en tant qu'être individuel avaient été signées dans mon dos. Dans mes perceptions affaiblies, j'ai d'abord pensé que le manoir était un hôtel. Resté seul dans une grande salle le premier soir, j'ai été intrigué par l'entrée d'un homme à l'air sauvage, qui décrivait des figures en l'air avec sa main, sur un accompagnement de charabia, mangeait un pudding avec ses doigts à l'autre bout. d'une longue table et se retira. Mes nerfs étaient ébranlés au plus faible, rappelez-vous ; et j'étais seule avec lui ! Ce n'était pas un hôtel. C'était un asile de fous.

III.

De ce qui suivit les jours suivants, je ne peux pas dire grand-chose ; car ma tête était alors si complètement affaiblie que j'avais presque perdu la notion du temps. C'était une faiblesse bien miséricordieuse, car sans elle, je ne pense pas qu'un cerveau sensible aurait pu supporter une succession de secousses telles que celles que j'ai décrites à la fin de mon dernier chapitre. Il y avait un très grand nombre de fous dans cet endroit, qui était de toute évidence considéré comme un asile principalement pour les « incurables », d'où je conclus qu'il a été jugé opportun dans mon cas d'adopter immédiatement le point de vue le plus extrême. J'étais si peu capable de me rendre compte qu'on aurait pu recourir à une telle démarche, que, si étrange que cela puisse paraître, quelques mois se sont écoulés avant que je sache que j'étais pensionnaire d'un asile. Je pensais, dans l'état de transe hébété dans lequel je m'efforçais d'exister d'heure en heure, que j'étais dans une sorte d'établissement consacré aux malades nerveux, d'où je serais éloigné le moment venu ; cependant, dans les spéculations vagues et rêveuses qui occupaient mes journées, j'avais l'habitude de me demander intérieurement quel effet positif possible mes nerfs brisés pourraient dériver d'une association constante avec une variété de personnes qui étaient « nerveuses » à un degré aussi marqué. . Leurs maux me causaient parfois beaucoup de perplexité intérieure. L'un d'eux se précipitait follement dans les couloirs de la maison, généralement avec une file de vieux numéros du Times sous le bras, dans toutes sortes de costumes merveilleux qu'il aimait beaucoup changer, une cape d'Inverness et un le bonnet de velours étant son vêtement de prédilection, criant des bribes de chansons d'une voix discordante. Un autre voulait toujours me serrer la main et réciter au hasard des prescriptions médicales ; au souper, quand plusieurs d'entre nous s'asseyaient à une longue table pour consommer d'incroyables sandwichs au bœuf en prélude salutaire à un sommeil paisible, il finissait par se signer et manger du persil. Il aimait bien manger du tabac aussi, le pauvre garçon. Il est mort maintenant, Dieu merci pour cela ; car même dans ses caprices et dans ma maladie, il m'a imprimé avec une force singulière l'idée qu'il était exceptionnellement un « gentleman » et un bon homme. Quelques jours avant sa fin, il mourut de la maladie de Bright, bon lecteur ; et il voulait quelque chose de plus, je pense, qu'un traitement d'asile - je me souviens qu'il avait exprimé son dégoût de s'asseoir à un dîner en compagnie d'une dame sans être convenablement habillé. Une des « matrones » s'occupait de nous à ce moment-là ; une femme de cœur, lucide, à qui je devais ma première libération (j'ai été condamnée *deux fois* à mon sort). D'elle, j'ai d'abord appris exactement où j'étais et quelle sorte de filet m'avait pris ; et, après m'avoir parlé une ou deux fois pendant cinq minutes : « Ceci, dit-elle, est une chose cruelle et honteuse. Vous n'avez rien à faire ici. Vos amis devraient vous retirer immédiatement.

Mais j'anticipe un peu. J'ai rencontré cette dame, heureusement pour moi, dans une « maison de confort » en bord de mer, où quelques patients étaient périodiquement envoyés par « l'établissement », comme on appelait par euphémisme l'asile (nous étions très raffinés et très pickwickiens dans l'ensemble, et nos gardiens étaient nos « préposés »), pour le changement d'air. Pour obtenir ne serait-ce que ce léger soulagement, un ordre des magistrats qui exécutent la justice et maintiennent la vérité, et qui, dans ce cas, étaient des relations ou des voisins proches du chef de l'établissement, est jugé nécessaire. Il ne nous reste aucune échappatoire que la loi puisse combler. Pendant cinq mois effrayants, j'ai vécu au quartier général de l'asile, le *moral tout entier* du cœur et de l'esprit étant chaque jour davantage mis à mal et brisé. J'ai décrit les voies de deux de mes compagnons. Un autre, avec une chevelure anormalement grosse, avait l'habitude de se promener dans la maison en suppliant de manière surprenante de « baccy », ou de se chanter une petite chanson préférée, qui disait : « Hé-diddle-diddle, j'en veux encore. bière.' Pourtant, il pouvait aussi parfois se montrer consécutif lorsqu'on lui parlait ; et sous les soins de la même matrone, il s'est sensiblement amélioré, tout comme, lorsque je l'ai revu par la suite - comment le dira-t-on en temps voulu - son état s'était sensiblement détérioré. Il était fou, sans doute, tout à fait fou, mais très doux ; et je demande à toutes les personnes bonnes et raisonnables, sur la base de tous principes bons et raisonnables, comment une maladie comme la sienne peut être améliorée par une association constante avec d'autres maladies mentales de toutes sortes et de toutes sortes ? Pour ma part, je le répète, ma faiblesse physique m'a sauvé, avec pour conséquence l'incapacité du cerveau à recevoir avec force les impressions immédiates. Mais les impressions furent profondes et durables ; et ils ressortent ensuite dans la lumière de la santé et de la liberté, à mesure que la photographie prend forme et force sous l'action des produits chimiques. Aujourd'hui, heureux et libre, les horreurs qui étaient alors comme des rêves semblent me secouer tandis que j'écris ; et aussi fortement équilibré que je connais mon cerveau, je doute que les compagnons qui, dans la maladie, m'effrayaient vaguement, ne me briseraient pas dans la santé. Il y a quelque part une responsabilité très effrayante dans ce qui m'a été fait.

Il y avait des patients d'une autre nature et de toutes sortes. Il y avait un homme noir d'Inde qui ne parlait jamais ; mais qui avait l'habitude de me regarder de temps en temps et de faire un ou deux pas vers moi comme s'il méditait une précipitation. Puis il se léchait les lèvres avec une langue très rouge, s'asseyait en face de moi, enlevait tranquillement sa botte et son bas et soignait son pied. Je pense qu'il avait pour moi la plus grande fascination de tous ; et je me souviens avoir parfois eu l'impression qu'il était un animal sauvage déguisé. Il y avait là une pauvre créature que je croyais vaguement mais fermement être un singe ; en vérité, car mon désir, en écrivant ces papiers, n'est ni d'atténuer ni de constater quoi que ce soit de malice. C'était en vérité, m'a-t-on assuré, un gentleman possédant une grande fortune privée ; mais jamais je n'ai vu l'humanité si terriblement abaissée. Il ressemblait beaucoup à un singe, petit et musclé. Son emploi principal était de s'occuper des vieux volumes de l'« Illustrated London News », périodique envoyé chaque semaine à son adresse et pris en charge pour lui ; se lécher les doigts et tourner les pages rapidement, en chantonnant pour lui-même d'horribles bavardages d'une voix tout à fait inhumaine, sans deux syllabes consécutives ni un seul rayon de raison ; déchirer des petits bouts ou des pages entières du volume et les jeter avec un cri de triomphe qui me glaçait le sang et améliorait la nature de mes rêves, surveillés par deux ou trois gardiens qui me rapportaient le le lendemain matin, comme si j'avais eu « une mauvaise passe » si je me réveillais la nuit, complètement secoué par les nerfs, sous l'influence de ce cauchemar vivant. Ce malheureux jeune homme était connu sous le nom de « Jemmy » et était une plaisanterie constante auprès des gardiens, qui adoraient jouer de toutes les manières possibles sur ses horribles idioties. Car il était de loin inférieur à un fou ; c'était un idiot délirant. Il sautait parfois de son siège, montait sur une chaise et jouait d'affreuses symphonies sur la vitre, accompagné de sa propre voix ; une ou deux fois, je suis heureux de le dire, la nature faisait ce qu'elle voulait, et il frappait violemment un gardien entre les yeux. Lorsqu'il donna cette mesure, comme il le fit une fois en ma présence, au domestique que j'ai décrit comme étant avec moi dans la forêt, qui me conduisit à l'asile et y prit service comme gardien - sans doute d'affection personnelle pour moi — j'étais, je l'avoue, intérieurement mais intensément satisfait.

C'était certainement le pire de mes compagnons ; mais il y en avait d'autres à peine moins étranges. Il y avait un pauvre vieillard, désespéré et inoffensif, qui errait constamment de pièce en pièce, ou de long en large dans la longue salle à manger, où il était d'usage de rassembler certains d'entre nous, se murmurant des bricoles qui Je présume avoir été original, en claquant des doigts et en faisant des grimaces épouvantables. Son fardeau préféré était celui-ci, qui, malgré tout ce que je peux faire pour le chasser, est resté fermement ancré dans ma mémoire :

Gibbs est une beauté, et Gibbs est un pou ;
Gibbs est un cochon et la fierté de la maison.

Le deuxième couplet de la chansonnette se déroule ainsi :

Gibbs est une beauté et Gibbs est un ours ;
Gibbs n'a pas de bonnet sur ses cheveux.

Il enchaînait avec un rire ravi de « la douairière Gibbs, la douairière Gibbs ! » » et il ajoute d'un ton de regret aigu : « Une femme sans casquette, c'est indécent ! « Miss Lloyd était une femme bien, une femme très bien », était une autre de ses méditations préférées alors qu'il marchait sans cesse de long en large. Il avait un ami plus jeune à la maison – il devait lui-même avoir plus de soixante ans – pour lequel j'avais contracté une intense aversion ; un pauvre garçon qui avait une certaine liberté dans les lieux et s'investissait de dignités imaginaires, faisant office de facteur et apportant nos journaux dans nos chambres le matin ; surveillant le travail des jardiniers avec un air de responsabilité personnelle, et sentant toujours le très mauvais tabac, et mettant en conséquence ses confidences sous le nez. Entre autres tâches, il était autorisé à marquer lors de nos matchs de cricket quotidiens en été ; et je me souviens très bien comment, lorsque moi, faible de tête et de corps, et n'ayant rien à faire au sortir du lit, mais ayant encore un peu d'adresse dans le jeu, je me joignis pour la première fois à ce jeu maléfique, je devins perplexe et en colère contre les résultats arithmétiques stupéfiants de mes manches – je pouvais à peine me tenir debout, et les « serviteurs » me lançaient une main ronde et rapide vers mes jambes – et je n'ai absolument pas apprécié l'humour de la chose. J'avoue que, rétrospectivement, je n'arrive pas à apprécier cette forme particulière d'humour aujourd'hui. Le facteur et le marqueur sont morts aussi, merci encore à Dieu pour lui, et que la paix soit avec celui qui l'a renié ici ! Lui et le pauvre vieillard dont je parlais étaient, comme je l'ai dit, des amis jurés ; et leur amitié s'est manifestée par une série de gifles et de coups de pied chaleureux administrés joyeusement par le plus jeune artiste, les deux se prenant apparemment pour des écoliers, sous les applaudissements bruyants et sympathiques des gardiens. L'aîné avait été un universitaire et un érudit, et il était encore, dans ses meilleurs moments, plein de bribes de paroles et de connaissances, et, dans son Shakespeare en particulier, assez profondément lu. Et puis les amis, les commissaires et la loi ont soigné sa vieillesse de cette façon. Il y a plus de choses sur terre, vous autres Anglais qui vivez à l'aise chez vous, que n'en rêve votre philosophie. Moins on parlera à cet égard de l'autre endroit mentionné dans cette célèbre citation, mieux je pense. Mais rien ne fait comprendre plus fortement à ceux qui ont souffert la conviction de sa réalité que la nécessité absolue d'un autre monde ; pour une cour d'appel infaillible, devant laquelle les torts des « tribunaux inférieurs » seront réparés de manière remarquable et étrange.

Le mangeur de pudding de ma première soirée, que j'ai présenté à la fin de mon premier chapitre, s'est avéré un des traits agréables du lieu. Je trouve que j'ai écrit l'adjectif avec sérieux ; laissez-le reposer. C'était un grand compatriote du Nord, robuste, sans la moindre trace de sens ni de connexion dans ses idées, toujours occupé d'architecture imaginaire, découvrant au coin des passages ou au milieu d'un champ, ou n'importe où, les emplacements les plus attrayants pour des constructions élaborées. bâtiments dont il indiquerait la hauteur et les proportions. Il riait toujours de la manière la plus chaleureuse et la plus contagieuse ; avait une conscience et une digestion apparemment sans défaut, et pourrait être considéré par un observateur comme profitant de la vie sans réserve dans des conditions qui, j'ose penser, auraient aigri Mark Tapley. Tout le monde l'aimait et était agréable avec lui, comme il l'était avec tout le monde ; et c'est une question étrange de penser qu'est-ce qui a pu causer une visite si dure à une âme si simple. Est-ce difficile dans de tels cas ? Qui peut dire? Quand j'ai écrit dans mon premier chapitre que les fous semblaient assez heureux, je suppose que je pensais à cet homme ; car les visages de la plupart m'apparaissent lorsque je regarde en arrière comme une galerie d'images pleine d'expressions variées de douleur humaine et de douleur empêchée de s'exprimer. J'ai parlé une fois à un avocat qui était « l'un des nôtres », qui parlait beaucoup tout seul, à voix basse, et répondait parfois à une question par un monosyllabe, et lui demandait s'il avait été emprisonné longtemps. « Quarante ans », dit-il avant de se détourner. Quarante ans! La réponse m'est venue avec un choc qu'aucun mot ne peut décrire. Je me sentais exceptionnellement bien ce jour-là, sinon je n'aurais pas dû trouver le courage de lui parler. J'étais alors en train de rédiger ma deuxième phrase et je savais où j'étais. Et je ne croyais pas dans mon cœur, car je connaissais déjà quelque peu les voies de la loi, que la puissance terrestre pouvait me libérer. Cela non plus, je pense. Je croyais avoir quarante ans de vie en moi. Devais-je, moi aussi, les vivre là-bas, et alors ? Combien et avec quelle ferveur, même si je ne le savais presque pas, j'ai prié de tout mon cœur pour la mort, avec ce cri inconscient de la créature vers le Créateur qui s'envole malgré nous dans de telles situations, je ne le sais pas. J'ai lu l'autre jour l'histoire d'un pauvre garçon dans un asile public (que je crois meilleur que le « privé », car les médecins ont plus le contrôle de la peur) qui priait à haute voix pour la mort sous les mains du gardien. Le nombre d'âmes torturées qui ont ainsi prié est écrit ailleurs, pas ici. La mort qui avait été si proche s'éloignait alors de moi, et il me semblait que je m'agrippais en vain à elle pour la séduire à nouveau. Un jour, conduit sur les routes de campagne, faible et misérable, aux trousses d'un gardien, pour la constitution du matin, pour chercher à droite et à gauche de moi une délivrance qui ne venait ni de l'est ni de l'ouest, pour être scruté paresseusement et curieusement par le passants, mais regardant avec repos tout visage sain d'esprit qui n'était pas celui d'un gardien, - j'aimais mieux les visages fous que les leurs, - je me jetai une fois à genoux au milieu de la voie publique, avec une prière silencieuse et sincère. pour quoi? Pour l'anéantissement; car toute forme d'existence possible me paraissait alors une malédiction. C'était vraiment fou, n'est-ce pas ? Je n'ai pas non plus besoin de dire à quel point j'étais en colère à ce moment-là. Pourtant, c'est quelques semaines après cette date que ma prière a été exaucée, presque malgré moi, comme je l'ai déjà dit, et exaucée avec vie et liberté. Y a-t-il quelqu'un, je me demande, parmi nos hommes au pouvoir qui sera ébranlé par ces paroles dans l'égoïsme complaisant de l'humanité, et ne se contentera plus de laisser de côté ceux qui sont tombés parmi les voleurs ?

L'avocat n'était pas le patriarche du lieu ; car il y avait des hommes âgés qui y avaient vécu leur vie. Un vieux monsieur, connu sous le nom de « Papa », et l'un des favoris de certains des plus jeunes gardiens – assez bon enfant, peut-être ; mais j'ai souvent senti que je voudrais les renverser – c'était là, je crois, au siècle dernier, et je ne suis pas tout à fait sûr de savoir quel George est sur le trône. On m'a dit qu'il n'avait jamais parlé pendant de nombreuses années, jusqu'au jour où – il n'avait jamais fumé de sa vie – on l'a persuadé, d'une manière ou d'une autre, de prendre une pipe. Dès lors, le tabac devint son réconfort et son délice ; pour cela il demanderait à n'importe qui, et pour cela seulement. Sa petite « vis » est devenue une institution. Les membres silencieux de notre corporation étaient très nombreux ; s'ils restaient toujours silencieux, ou si peu à peu l'habitude s'est glissée en eux dans cette effrayante moquerie de la compagnie, nous ne le saurons pas ici. J'ai dit que pendant les premiers jours de mon premier emprisonnement, pour reprendre le fil de mon histoire personnelle, j'étais trop malade et trop faible pour observer ou prendre soin de quoi que ce soit. Je pense que j'ai dû être au lit depuis quelques jours, mourant seul ; mais ça, je ne m'en souviens pas. Après que ce danger immédiat fut passé, j'ai dû rester silencieux pendant un certain temps ; car je me souviens bien de l'expression d'étonnement qui apparut sur le visage de certains des gardiens présents lorsqu'on me apporta un jour dans la salle commune une lettre qui avait forcé le passage d'une manière ou d'une autre, et je répondis à mon nom. La correspondance des prisonniers se déroule dans des conditions difficiles. Toutes les lettres, écrites ou reçues, passent entre les mains du médecin, ouvertes ou non, je ne sais ; et ceux qu'ils écrivent passent par lui, non à ceux à qui ils s'adressent, mais aux responsables de leur emprisonnement. Il existe une autre voie royale vers la découverte de la vérité. Un codétenu, devenu un de mes amis en prison (c'est le mot le plus court et le plus vrai à utiliser), qui était aussi sain d'esprit que moi, mais, heureusement pour lui, de meilleure santé, a surmonté cette difficulté en écrivant des lettres à tous. quartier d'où il pensait que de l'aide pourrait venir, et les postait par divers moyens dans les villages de campagne lorsqu'il faisait ses promenades et ses voyages à l'étranger. Il a gagné sa liberté ; et le premier usage qu'il en fit fut de se mobiliser pour me gagner le mien. Est-ce que cela ressemble à « L'Angleterre au XIXe siècle », je me demande ? Ou faut-il aller chez les Alfred Hardy et Mme Archbold de Charles Reade pour nous répéter que la fiction n'est pas aussi étrange que la vérité ? Il imaginait ; Je décris. Quel est le plus fort ?

Quand j'ai rompu pour la première fois le silence sur cette communication du monde extérieur – c'était celle d'un ami du club, je me souviens, qui me racontait quelques vieux camarades littéraires et dramatiques, qui semblaient être passés dans une autre sphère pour moi – j'observais bêtement mon environnement depuis les profondeurs d'un vieux fauteuil. La « douairière Gibbs » traînait les pieds et chantait dans la pièce ; le patriarche tirait sur sa vis ; l'homme-singe hurlait, gesticulait et déchirait l'Illustré ; le facteur écrivait d'une voix âpre et stridente des indécences qui me hantent ; le brave garçon, qui est maintenant en sécurité dans le port, marmonnait une série de prescriptions de potassium, de bromures, d'iodures et d'autres horreurs du même genre (il avait été un homme éminent en son temps, j'ai entendu dire, et il s'était soudainement effondré - comment Je détestais les gardiens pour leur protection !) ; l'avocat prenait des notes dans un portefeuille rouge, ou volait subrepticement dans une assiette des pains d'épices dont il était très friand ; et tout le sabbat des sorcières battait son plein. Les gardiens chargés de nous surveiller avaient des conversations plus consécutives, mais pas plus édifiantes, sur les chevaux, les paris et les courses, qui semblent absorber leurs facultés autant que celles de nombreux esprits supérieurs, les variant avec des ragots locaux et un langage grossier. et beaucoup de jeux de chevaux bruts à nos dépens fous. Je me demande parfois quel effet cela aurait pu avoir sur eux s'ils s'étaient rendu compte que parmi leurs charges inconscientes il y avait un «chiel parmi eux prenant des notes», tout à fait involontaire, mais photographique en vérité au moins.

Je n'aurais dû avoir aucune place dans cette salle commune, je crois, sauf lorsque je le souhaitais ; car j'étais sur le pied d'un « patient de première classe » et j'avais ma propre chambre privée. Ceux qui n'avaient pas eu d'autre choix que de se détériorer d'année en année à cause de la camaraderie forcée que j'ai écrite. Mais j'étais trop malade pour avoir mon propre désir ou pouvoir. J'étais absorbé pour le moment par le serviteur dont j'ai parlé plus d'une fois, qui était mon maître, et je le connaissais et m'en réjouissais. Il fut bientôt las de son devoir, qui était de me tenir « compagnie » (Dieu me garde !) dans ma chambre, et préféra me transférer dans une chambre plus grande, où il pourrait se réunir avec ses camarades, et moi avec les miens. Le médecin-chef, quand j'étais au plus mal, venait me voir une fois par jour. Et je me souviens bien des menaces avec lesquelles mon « domestique » m'empêchait, malade et brisé que j'étais, de me plaindre de la vie que je devais mener. S'il avait pleinement connu ma maladie et mon impuissance, il n'aurait pas eu besoin de le faire, car je ne savais pas ce que j'avais à raconter. Mais je me souviens bien comment certains mots semblaient lutter en moi pour être prononcés pendant les cinq minutes qui m'étaient imparties, que j'attendais vaguement avec une sorte d'espoir quotidien de quelque chose ; quelque chose qui n'est pas venu — la justice, j'imagine. J'étais bouche bée par la misère et la maladie, et mon « domestique » se tenait derrière la porte tandis que le médecin était avec moi. Et ainsi les jours passèrent. Ici, je dois demander à mes lecteurs de se rappeler que mon cerveau était très faible et que, en ce qui concerne ces gardiens, j'essaie de démêler les faits littéraux de ma mémoire aussi exactement que possible. Elles sont censées être les infirmières qualifiées des malades ; ce sont des hommes de la classe la plus ignorante, sans une seule qualification pour ce devoir : soldats démobilisés, matelots, valets de pied. Et ils sont les maîtres absolus de ces asiles (dont, je me souviens, j'ai habité ce qu'on a appelé les meilleurs), et des vies et des libertés qui y sont emprisonnées.

IV.

Ma première connaissance avec le gardien que je considérais, je ne sais trop pourquoi, comme une sorte de maître geôlier parmi ses semblables, se fit sur le chemin de l'asile. J'ai été escorté jusqu'à Londres depuis la forêt par mon serviteur adhésif et par le jeune médecin dont je quittais la garde, qui avait formellement certifié ma folie. Comme je l'ai dit, il m'a dit, lorsque nous nous sommes séparés, qu'il considérait que la mesure prise était mauvaise et qu'il souhaitait qu'elle soit évitée. J'étais malade, pensait-il, et j'avais besoin de soins. Je ne vois pas, dans ces circonstances, comment il était justifié de signer le certificat. Il était jeune, peu qualifié, inconnu pour moi seulement une semaine ou deux auparavant, et j'avais vécu avec sa femme et sa famille. Je ne sais pas si des pressions ont été exercées sur lui et je préfère ne pas me renseigner. Il me suffit de déclarer tranquillement que je suis à cette heure dans l'ignorance des détails de l'affaire, et que j'ai été envoyé dans une maison de fous, contre sa volonté, sur ordre d'un médecin qui ne m'a pas cru. fou. Trois autorités en matière de folie avaient déclaré, peu de temps auparavant, que je ne risquais pas de l'être. Moi non plus, jusqu'à ce que la maison de fous mette en danger. Telle est la loi.

Il m'a escorté jusqu'à Londres et nous nous sommes séparés là-bas. Au terminus, le gardien de confiance de l'asile nous accueillit et prit sa place. La dernière fois que je l'ai vu, c'est que, alors qu'il courait vite le long de la plate-forme, il « se lavait les mains avec un savon invisible », de manière expressive, à propos de moi et de mes inquiétudes. Il a deviné quelque chose de ce qu'il avait fait, je suppose, mais j'espère que pas tout ; et je pensais que j'allais pour toujours dans les ténèbres du dehors. Mes compagnons étaient bien faits pour m'y conduire. La personnalité menaçante de mon serviteur spécial est encore parfois présente dans mes pensées ; et l'autre ensuite devait me hanter encore davantage. C'était un homme rude, à la barbe rousse, assez beau – un vieux squatter colonial – et, si je me souviens bien de lui, très suffisamment bon enfant et bon cœur. Il aimait beaucoup la bière et était doué pour collectionner des romans en shillings de toutes parts. Lorsque, dans les derniers jours de mon emprisonnement, on lui demanda de veiller particulièrement sur moi, je commençai à le craindre et à le craindre, dans ma faiblesse même, comme un enfant fouetté. Il était gentil, mais trop grand, et j'avais peur de lui. Combien de peurs du même genre doivent harceler et rendre perplexes toutes ces vies sombres, c'est un autre des mystères scellés des Bastilles anglaises. Je l'ai associé si étroitement à ma première venue ; Je me souvenais avec une vision à la fois si vague et si claire de la façon dont il m'avait curieusement examiné depuis le siège opposé du wagon alors que le train fonçait à toute vitesse dans la sombre soirée d'hiver, à travers quel pays je ne savais pas, vers quelle destination je n'avais pas envie d'aller. demander.

Quand le médecin que j'avais laissé m'avait indiqué où j'allais aller, je ne l'avais pas compris. S'il me l'avait dit en termes plus directs, je n'aurais pas pu croire qu'une telle chose se produisait ; Je n'aurais pas pu croire à sa possibilité, car, avec le recul, cela déroute ma compréhension aujourd'hui. J'ai lu de nombreux contes et de nombreuses histoires qui tournent autour de l'abus des *lettres de cachet* à l'époque célèbre d'avant la Révolution. Quelqu'un peut-il me dire la différence ? Il me semble que tout ce qui a pu être fait par leurs moyens peut être fait ici et maintenant « sous couvert de certificats » et être ensuite légalement justifié encore et encore. La Bastille elle-même ne pouvait guère retenir ses prisonniers plus étroitement que « l'établissement » où j'habitais ; et il n'aurait guère été plus difficile pour un écho de plainte ou de souffrance d'atteindre le monde extérieur. Enterrés et oubliés, nous gisions là, comme des morts fous. J'aurai quelque chose à dire tout à l'heure sur les visites d'inspection farfelues effectuées par les commissaires de Sa Majesté. Leur manière de s'acquitter de leur devoir solennel est, à mon avis, dans toute la série de torts, le pire de tous.

Pendant que j'étais ainsi emmené au cœur de Londres, avec des dizaines d'amis chaleureux dans une grêle inconsciente qui auraient déclenché une émeute pour me sauver s'ils avaient su quelque chose de la vérité, je savais aussi peu du sort qui m'attendait. comme le parent gênant sur sa route vers la vieille Bastille. Si j'avais su, aussi faible que j'étais, j'aurais résisté ; et avec quel résultat ? Quel est le résultat pour ceux qui résistent avec justice ? Car il doit y en avoir qui le font. Lors de ma deuxième appréhension, que je décrirai à la place, j'aurais dû le savoir. Mais j'ai été droguée par l'autorité, aussi efficacement et délibérément que l'héroïne d'un roman, et ramenée dans ma prison du nord de l'Angleterre sous l'influence de l'opium. Plus de cela avec le temps. Revenons à mon premier voyage. Il y avait mes gardiens qui clignaient des yeux et clignaient des yeux ; mon intérieur se déversant dans les oreilles de l'autre, qui écoutait avec l'indifférence d'un homme habitué aux manières d'êtres anonymes comme moi, sa propre version de mon histoire privée, et m'agrippait dans le noir lorsque nous arrivions à un tunnel, pour créer un préjugé en ma faveur. Je me souviens m'être vaguement demandé de quoi il s'agissait, m'attendre à ce que les hommes me menottent, avoir vaguement rêvé des charmes du lit et d'une « maison », spéculant quelque peu sur la raison pour laquelle je n'en avais pas. De ce voyage, je ne me souviens guère d'autre chose que d'avoir mangé de la gelée savoureuse à la gare de Waterloo — tant les bagatelles impressionnent curieusement dans les moments les plus critiques de la vie. Le tour suivant du kaléidoscope me représente assis dans un fauteuil, juste avant l'épisode du mangeur de pudding, je suppose, interviewé par l'ancien directeur de l'asile, qui, m'ayant là sous certificat de ma famille, n'avait pas d'opinion à dire. prononcer sur mon état mental, mais simplement de m'accepter comme un fou, valant pour lui une somme rondelette par an, et d'en être reconnaissant. Sans un certain épisode que je raconterai en temps voulu, je n'aurais peut-être pas découvert l'homme. Il était tout à fait stupide et avait tellement embrouillé son vénérable cerveau avec la contemplation – je ne dirai pas l'étude – de la folie, qu'après cinq minutes de conversation, deux apothicaires de n'importe où l'auraient « certifié » à la fois. Il ne savait rien de moi sur terre ; me vit pour la première fois dans des conditions peut-être pas tout à fait favorables à un jugement impartial ; et ensuite, comme je l'ai déjà dit, il me rendit de temps en temps des visites éclair, qu'il passa principalement à me saluer et à me faire des clins d'œil d'une manière entendue, et à traiter les quelques mots qui tombaient de moi comme autant d'excellentes plaisanteries. Il avait entendu dire que j'avais été donné au théâtre et il a amusé mon intelligence brisée en saisissant chaque occasion de me dire qu'il avait un jour emmené ses filles à l'Adelphi voir « Martin Chuzzlewit » ou « Nicholas Nickleby » – j'oublie lesquels – suivi invariablement par une petite anecdote sur un certain Grossmith, un vieil « artiste », qui avait l'habitude d'imiter si bien Charles Mathews (dont nous regrettons maintenant la perte) que lorsque Mathews l'a rencontré une fois dans le train et l'a entendu parler, il a dit : « Si vous êtes pas Mathews, vous devez être Grossmith. Je pense que c'était l'histoire; mais j'en suis finalement devenu un peu confus, et je n'en suis pas tout à fait sûr. Grossmith le Jeune, qui s'est depuis fait un nom sur la scène, est venu deux fois de Londres pour nous « divertir ». Ancien habitué des scènes, je me souviens rarement avoir ressenti un sentiment aussi sévèrement critique. « L'hyperesthésie », je pense, est le nom médical utilisé pour désigner l'accélération des perceptions nerveuses qui accompagne si curieusement, et pourtant contraste avec, l'étrange sentiment d'irréalité avec lequel l'absence de sang dans le cerveau investit tout. J'écoutais les humeurs de l'interprète comme un homme dans un rêve, avec un sentiment amer de révolte inconsciente en me rappelant de nombreuses soirées heureuses au théâtre, et je me couchais tristement, me demandant plus que d'habitude comment tout cela allait finir. Par un étrange scintillement de l'ancienne flamme, je me souviens avoir eu l'impression qu'il m'incombait d'aller « dans les coulisses » et de me présenter, mais je n'ai pas pu me décider à le faire. Qu'aurait pensé l'acteur s'il était venu dans les coulisses avec moi ce soir-là, je me le demande ! Quelques mois après, je l'observais depuis une scène à travers les bizarreries du « Sorcier », et cela me rappela avec un choc l'endroit effrayant où je l'avais vu pour la dernière fois, et me fit jeter involontairement un regard autour de moi pour voyez si un gardien était aux aguets. Les sentiments de peur et de honte – car ils existent en soi malgré une sorte de honte – que l'expérience a laissés derrière nous, sont morts lentement et durement. Et une telle association fortuite les réveillerait curieusement.

Mais je fais attendre mon ancien médecin. Il regardait et bougeait, et j'ose dire essayait de se croire, l'incarnation absolue de la bienveillance respectable. La redingote, le costume sombre et la cravate blanche au stade initial de l'étranglement, qui sont pour tant de gens une sorte d'insigne d'un doctorat en théologie, en droit ou en médecine, et la marque d'un bon cœur, réalisé l'illusion. Il commençait à faire des choses de bonne humeur par intervalles ; Je suppose, d'un point de vue spasmodique, qu'il pourrait tout aussi bien essayer de guérir un patient de temps en temps, au lieu de les abandonner tous entièrement aux effets salutaires de l'association. Il m'a proposé un jour de suivre avec moi un cours de lectures du Testament grec, et nous avons rédigé un chapitre entier, mais nous avons abandonné le remède à ce stade. Ma capacité à lire le grec à vue semblait l'impressionner beaucoup, comme cela pourrait bien être le cas par contraste avec ses patients aliénés. Mais cela n'a pas réussi à l'inciter à poursuivre ses efforts pour mon rétablissement et ma libération. L'anecdote de Grossmith, à prendre à intervalles réguliers, était une prescription plus facile. Bien qu'il ait accepté avec beaucoup de bienveillance le travail qu'il avait accepté dans sa vie, il ne m'a jamais donné l'impression de n'être absolument pas « dérangé par des scrupules de conscience » et d'avoir réussi à faire taire le moniteur qui avait dû plaider parfois si fort en lui. Il faisait partie de ces hommes qui ne regardent jamais personne droit en face. Et bien qu'il ait construit dans l'établissement une petite chapelle où se tenaient les offices du dimanche soir, il n'y assistait pas lui-même. Peut-être craignait-il que les prières pour « les prisonniers et les captifs » et les appels solennels à Celui « qui aide à redresser ceux qui souffrent du tort » ne lui restent dans la gorge comme « Amen » de Macbeth. Il était plus heureux dans sa petite maison, à quelque distance de l'asile, où il vivait, sans aucun des malheureux sous ses yeux immédiats. Il se promenait parmi une grande variété de petites serres qu'il avait construites selon ses propres modèles, ou faisait des recherches géologiques sous ses champs, où il avait découvert une veine de quartz - ou de pintz, ou quelque chose du genre - dont les choses étaient grandes. venir. De petites carrières étaient disséminées partout, et il fallait beaucoup de folie pour les entretenir. C'était un grand inventeur, le médecin, et il était très affligé par le manque évident de puissance mentale dont j'avais fait preuve un jour en m'éloignant impuissant du moment où il m'expliquait le plan d'un poêle qui devait fournir de la chaleur sans lumière, ou lumière sans chaleur, ou les deux ou ni l'un ni l'autre. J'ai trahi au bout d'un certain temps une inconscience totale de ce qu'il disait, qui, je le crains, a dû contrebalancer dans la balance ma maîtrise du Testament grec. La nature humaine est une chose préoccupante. Dans des moments encore plus confidentiels, il m'expliqua comment il avait été un inventeur dès sa jeunesse et comment l'une des plus grandes découvertes de Simpson d'Édimbourg avait en fait été faite par lui et confiée à son ingrat collègue. J'avoue que, même dans mon triste état d'obscurité mentale, j'ai classé cette histoire avec la classe, que nous résumions brièvement à l'école comme de « petites anecdotes qui ne sont pas vraies ».

Cette connaissance de mon médecin et de ses habitudes était tardive, lorsque la nature bienveillante m'avait donné suffisamment de force pour pouvoir me débrouiller dans des conversations ordinaires, avec seulement des rechutes occasionnelles dans l'étourdissement qui avait survécu au premier long délire. , quand l'habitude avait commencé à émousser le bord de ma peur impuissante et à priver les associations horaires de ma vie de quelque chose de leur horreur indicible. J'étais alors sans espoir de m'échapper et j'y étais devenu, je pense, indifférent, de même que pour tous ceux qui étaient censés prendre soin de moi, j'étais apparemment devenu un objet d'indifférence. Dans le *morne désespoir* qui s'était complètement emparé de moi, je ne connaissais personne à qui faire appel. Seuls ceux qui m'avaient voué à la vie pouvaient m'en sauver, et que leur dirais-je ? J'étais malade quand ils l'ont fait ; J'étais encore malade. Pourquoi devraient-ils s'empresser de se convaincre eux-mêmes d'un tort, et d'un tel tort ? Et ainsi dans ma misère je laissai passer les jours sans m'épuiser encore davantage par des efforts inutiles, bêtement résignés

Dériver sur mon chemin, comme une feuille agitée par le vent,
Au-dessus des golfes de la mer désolée.

Les quelques visiteurs qui étaient tombés dans mon sort avaient bien sûr accepté leurs propres conclusions sur mon état, et chaque apparence extérieure de l'endroit était confortable à la vue. Sous la garde paternelle d'un si bon vieillard, avec de si jolis paysages à regarder, de si jolis jardins dans lesquels se promener, et un salon semblable à celui d'un hôtel, j'étais évidemment méchant si je n'étais pas très heureux. Il y avait d'autres visiteurs à cet endroit, qui auraient pu avoir une autre vision des choses. Deux de mes amis, qui m'avaient bien connu autrefois, sont venus pendant que j'étais là voir, par hasard, d'autres pensionnaires de l'asile. Tous deux savaient que j'étais enfermé là et tous deux désiraient me voir. L'un d'eux surtout, qui avait des soupçons à ce sujet, fit, comme je le sais maintenant par lui-même, tous ses efforts pour se frayer un chemin jusqu'à moi. Mais cela n'était permis dans aucun des deux cas, et j'ai été déclaré « trop malade » pour voir qui que ce soit. Dans la maladie dont j'étais censé souffrir, la vue du visage d'un vieil ami pourrait bien être considérée comme l'un des meilleurs remèdes possibles. Je n'étais pas trop malade. C'était un mensonge. Dans tous les faits de cette autobiographie, je n'en connais pas de plus accablant. Les rapports sur mon état et ses changements dépendaient des médecins qui vivaient chez nous, des gardiens ignorants qui s'étaient inspirés d'eux, et des trois parents qui avaient pris sur eux la responsabilité de mon emprisonnement.

Mes premières impressions sur le « principal » ont été amusantes. Comme je l'ai dit, je ne savais pas où j'étais. Je ne savais pas que j'étais dans un asile ; Je ne comprenais pas ce qu'étaient les curieux autour de moi ; la seule âme vivante que je connaissais dans les lieux était le domestique dont j'ai parlé, dont la présence là était peut-être en partie la raison pour laquelle je ne comprenais pas la situation. Je n'avais bien sûr aucune raison de supposer qu'il était fou, ni aucun moyen de comprendre pourquoi il devait s'enfermer dans un asile. Il m'a assuré, je pense, que là où j'allais, il irait, par dévouement personnel. Mais comme il profitait de l'occasion pour s'inscrire parmi les gardiens de l'asile et me traitait avec une curieuse brutalité, heureusement limitée par des moyens physiques insuffisants pour mettre en œuvre ses vues, j'étais moi-même tellement épuisé qu'un enfant aurait pu m'avoir maltraité, et seulement une brute le ferait... Je dois avoir des doutes à ce sujet. C'est avec un étrange sentiment de soulagement qu'un matin je l'ai manqué de mes lieux habituels et j'ai appris qu'il était parti pour l'Inde en charge du gentleman noir, qui avait été traduit *ad eundem* ailleurs, je suppose, comme certains d'entre nous l'étaient parfois. . C'est un réconfort de penser que ce gentleman noir était de constitution vigoureuse et capable de s'offusquer de l'impertinence. J'espère qu'il a profité de l'occasion, comme l'a fait l'homme-singe, et qu'il a employé des arguments personnels. Les imaginations de mon cerveau ahuri se poursuivaient comme des ombres. Parfois, je pensais que cet être odieux était Judas Iscariote (son nom de famille ressemblait vaguement au mot « Judas ») ; parfois - quand il m'avait dit combien il m'aimait et que j'essayais de m'attarder sur ce fait agréable - qu'il était un de mes frères mort en bas âge et revenu pour m'aimer en l'absence de quelqu'un d'autre. . Les ressemblances fortuites étaient suffisantes pour investir n'importe lequel des visages étranges autour de moi d'un nom et d'une identité de ma propre création ; et quand, la nuit, des rêves épais et des plus vifs — à travers lesquels, me dit-on, mon sommeil semblait aussi placide que celui d'un enfant — donnaient aux fantômes une telle réalité que j'étais incapable de séparer mentalement les visions de la nuit de celles d'un enfant. ceux de l'époque, on imagine la confusion cérébrale que je vivais. J'ai tenté de décrire comment, dans leur manque choquant de caractéristiques humaines, certains de mes compagnons prenaient pour moi l'apparence d'animaux. Concernant ma propre identité, je me sentais perplexe et j'étais très occupé à me demander qui je pourrais être, à partir de diverses données insuffisantes. Cet état est naturellement très commun dans le délire, et était dans mon cas très naturel. Peu de temps auparavant, j'avais possédé une maison, une famille, un nom et des amis ; et au moment où j'avais le plus besoin de tout cela, je me suis retrouvé soudain un chiffre ignoré, un vêtement usé mis de côté, aussi inconnu que « Jo » lors de sa traversée, et privé du droit de l'homme à la liberté sans les moqueries d'un procès. , quand l'emprisonnement était une forme de cruauté qui a besoin d'un nouveau nom. J'étais si complètement oublié, que lorsque je revins enfin à la vie, ce fut pour trouver un arriéré de trois ans de lettres non ouvertes entassées dans mes anciens appartements, et pour lesquelles personne, pendant ma maladie, n'avait même pris la peine de s'enquérir. Ils me lisent alors comme des messages d'un autre monde. Certaines de mes photos préférées et ma chaise d'écrivain, la peu ambitieuse « bibliothèque de droit » que j'avais autrefois possédée, ainsi qu'un ensemble de prix prestigieux et précieux de Harrow, avaient complètement disparu, et « personne » n'était à blâmer. C'était l'œuvre d'une entreprise, je suppose ; mais je n'avais visiblement pas à réapparaître sur la scène. Mais je n'ai pas aimé ça.

Me sachant tenu et détenu, et ne sachant pas pourquoi, il était naturel que j'investisse l'asile des attributs d'une prison. J'ai dit que je m'attendais à être menotté dans le train ; et lorsque, le premier soir, un homme à l'air farouche s'est précipité vers moi avec un ruban bleu foncé, m'a demandé ce que je voulais dire par ne pas en porter et a déclaré, avec un sentiment d'offense personnelle, que je n'étais « pas du tout comme mon mon oncle », je l'ai pris pour le maître-geôlier et je l'ai baptisé mentalement « Rocco », dans l'étrange veine dramatique qui traversait mes pensées. Ce ruban bleu, porté en l'honneur de la course de bateaux de l'Université, et le fait que l'un de mes premiers souvenirs est que j'ai trouvé un petit pain chaud placé à mon chevet pour le petit-déjeuner, en l'honneur sympathique de Celui qui est mort pour nous apprendre l'amour. et la miséricorde, sont les deux choses qui me permettent de fixer avec exactitude la date de mon emprisonnement aux environs de la marée de Pâques, il y a maintenant près de quatre ans. La terrible probation qui a suivi me semble maintenant avoir coupé ma vie en deux parties, d'autant plus complètement que j'ai conscience qu'elle a changé tout mon caractère, qu'elle l'a marqué et remodelé dans une forme nouvelle et différente. De tels feux de fournaise doivent le faire. Ils donnent l'impression que les épreuves communes de notre race sont ridiculement petites, et je me surprends à regarder avec un certain émerveillement suranné les gens qui me parlent de leurs dures expériences de la vie. Avec quel sentiment de gratitude je me sens sans amertume, quoique justement et fortement irrité, là où d'autres sentiments ne seraient pas à leur place, à l'égard de mes semblables du point de vue le plus agréable, et du monde en général à la lumière du philosophe rieur, Je ne peux pas dire. Les épreuves sont comme des pilules. Le goût dépend de la façon dont vous les prenez.

J'ai été très franc avec mes lecteurs au sujet des étranges fantaisies qui ont pris possession de mon cerveau. Aucun d'entre eux qui a connu ce que signifie mentir malade de la fièvre, ou qui a déjà vu d'autres mentir ainsi, ne sera surpris de les lire. Mais dans un asile d'aliénés, ces signes courants d'une maladie courante sont appelés « délires ». Je parlais une fois, pendant mon intervalle de liberté, de la situation dans laquelle j'étais placé, avec l'un des trois médecins qui s'étaient portés garants de ma santé d'esprit, et qui s'est justement gagné un grand nom parmi ceux qui en sont dignes. Il a étudié sérieusement les maladies du cerveau, dans la mesure où il est donné à l'homme de les étudier. Il me parlait des asiles privés avec recul et effroi ; et, dans mes jours hypocondriaques, m'avait prévenu, en tant qu'ami, des dangers qui pouvaient m'attendre. « Voyage », dit-il ; 'faites n'importe quoi plutôt que de céder. Si une fois vous vous retrouvez dans un asile, le Ciel vous aide ! Et quand je lui parlai plus tard des choses qu'on avait dites de moi, « je connais trop bien ce mot « délires », dit-il, « et l'usage qu'on en fait. Je ne l'ai donc pas fait. Mais quand, après ma délivrance finale, je me suis retrouvé accusé par ceux qui auraient dû m'aider et me protéger de toutes les manières possibles d'être « dans l'illusion » quant à leur conduite à mon égard, j'ai appris à savoir. Je l'ai découvert indirectement par l'intermédiaire d'autres personnes et, au début, je ne voulais pas le croire. Mais c'est vrai, comme le reste de l'histoire, et comme le reste de l'histoire est ainsi formulée. On le dit partout, et peut-être le disent-ils encore, et je sais depuis longtemps qu'ils n'avaient aucun scrupule à le dire. Là s'arrête cette partie de mon sujet ; car j'espère sincèrement que cela se situe en dehors de l'expérience humaine. Mais c'est une conséquence possible, rappelons-le, de cet abus de droit.

Dans l'état général de confusion qui, lancé que j'étais dans cet état d'existence tout nouveau, s'emparait de mes facultés, et semblait presque donner un sens et une cohérence à la vieille rime,

Supposons que j'étais toi,
et supposons que tu sois moi, et supposons que nous étions tous quelqu'un d'autre, je me demande qui nous serions !

la *raison d'être* du vieux médecin m'intriguait extrêmement. Parfois je le prenais pour un supérieur chargé de la prison, parfois pour un divin, parfois pour le Malin, et parfois pour un majordome. En travaillant sur la dernière impression, j'étais mécontent d'une question qu'il croyait de son devoir de me poser et de sa tentative de m'empêcher de passer paisiblement d'une pièce à l'autre. Je crains de l'avoir pris par le col et de l'avoir mis contre le mur — peut-être, dans les circonstances, un excès pardonnable. L'assaut n'était pas dangereux. Il n'y avait personne vivant à ce moment-là, je pense, qui n'aurait pas pu me renverser avec son petit doigt. Mais à partir de ce moment-là, j'ai été considéré et inscrit dans les livres comme « homicide ».

V.

Une lettre m'est parvenue sur mes expériences, écrite dans un esprit courtois, mais fournissant un commentaire si singulier sur mon histoire que j'y répondrai ici. C'est d'un spécialiste qui a obtenu, en conclus-je, quelque éminence dans le traitement de la folie ; car il contient pour mon étude, sous forme de brochure, un discours présidentiel sur le sujet prononcé par lui il y a deux ou trois ans. Je dois aborder quelques points de sa lettre, car ils constituent un exemple aussi curieux que je suis susceptible de rencontrer de ce que les scolastiques appellent l' *ignoratio elenchi* . « L'écrivain du Monde, dit-il, avoue dans divers passages avoir été fou. Il suggère que je sois peut-être « simplement un écrivain de romans intelligent » ; mais, désapprouvant mes « assauts habiles contre ces médecins qui ont le terrible malheur de se livrer à des pratiques de folie », ajoute que si mon histoire est authentique, je suis « tenu de proposer quelques suggestions quant au mode de traitement approprié des malheureuses victimes ». de maladie cérébrale; et que comme je suis entré dans une « voie destructrice, j'ai le devoir de terminer par une tentative constructive ». Maintenant pour ma réponse. Dans le titre de ce récit, et tout au long de celui-ci, je nie distinctement, délibérément, catégoriquement, avoir jamais été fou ; et je dis que les fantaisies du délire ou de l'hypocondrie se distinguent aussi clairement de celles de la folie que midi et minuit, après une observation très attentive, par tout esprit honnête et désintéressé. Les envoyer dans un asile pour y être soignés est le meilleur moyen de les rendre fous. J'ai été parfaitement franc au sujet de mes « délires », car je me souviens d'eux tous, comme si j'avais été fou, je ne l'aurais pas fait. Un homme peut douter s'il est dans son esprit ou non ; il ne peut douter de savoir s'il l'a été ou non. L'auteur de la lettre profite de mon séjour dans un asile, comme l'ont fait certains des amis qui m'y ont placé, pour prétendre que j'étais fou. C'est l'erreur préférée de la charrue avant les bœufs. Cela prouve bien sûr que j'ai été « légalement fou », et je donne l'expression pour ce qu'elle vaut, avec un mépris qu'aucun mot ne peut mesurer. Les médecins qui se sont fait les instruments de ce mal étaient deux jeunes praticiens de village qui n'ont jamais fait aucune étude sur la question, et l'un d'eux ne m'a jamais vu que cinq minutes dans sa vie, alors que j'étais trop malade de corps pour marquer son visage. Est-ce un état de droit qui devrait durer ? Est-ce une chose qui devrait être laissée de côté ? Lisez quelques-uns des «Fors Clavigera» de Ruskin, messieurs, et débarrassez-vous d'une partie de l'égoïsme qui est la pourriture sèche de l'humanité, pour laquelle l'acceptation placide des torts des autres n'est qu'un autre nom. Chassez les changeurs des temples, dans l'esprit guerrier de Celui dont nous portons encore le nom. La brochure même que j'ai sous les yeux ne parle que des connaissances spéciales requises pour traiter la folie ; Pourtant, deux apothicaires peuvent rendre un homme fou. Que cette possibilité même soit abolie. Il y a la première partie de la réforme que l'écrivain veut que je suggère et pour laquelle, dans mon premier chapitre, je l'ai prévenu ainsi que tous les autres qu'ils n'avaient pas le droit de me la demander. Je ne suis ni ministre de l'Intérieur, ni commissaire, ni prochain ami, ni médecin ; et ce n'est pas une réponse pour l'auteur d'un livre que de dire à son critique : « Venez écrire un meilleur. « *Ne sutor ultra crepidam* », cite l'écrivain dans sa brochure ; et cela est vrai pour moi comme pour lui. C'est seulement mon devoir clair de consigner, avec des mots qui brûleront, si Dieu veut me les envoyer, les pensées respirantes qui jaillissent, trop profondes pour les larmes, de ma terrible expérience personnelle. Car il ne s'agit pas là d'une romance, mais d'une réalité banale. J'ai dit à qui incombe la responsabilité de la réforme : au ministre de l'Intérieur et aux commissaires, ainsi qu'aux hommes de premier plan du droit et de la médecine qui permettent que ces choses se produisent. Lorsque Sydney Smith a déclaré que rien ne pouvait être fait avec un corps constitué d'hommes, parce qu'ils n'avaient ni « une âme à damner ni un corps à frapper », il n'avait peut-être pas autant raison dans la première clause que dans la dernière. Les âmes pourraient un jour se révéler aussi divisibles que la lumière électrique ; et devant la Cour au-delà de laquelle moi-même et d'autres qui avons souffert comme moi faisons appel du plus profond de notre cœur, il ne servira à rien de plaider une responsabilité limitée.

Je poursuivrai mes suggestions de réforme, même si je n'y suis pas obligé, car je crois que la clé est simple. Les lois sur la folie sont élaborées dans l'intérêt supposé des proches, et non des malades eux-mêmes ; et tout est fait pour « se taire », pas pour dénoncer. Pourquoi? Il n'y a rien de honteux dans la folie ; mais dans leur égoïsme total, les amis reculent devant les conséquences supposées pour eux-mêmes si l'on « parle de la chose ». Comme si ça pouvait être autre chose ! Les oiseaux du ciel emporteront la matière ; et tout ce que ces gens y gagnent, c'est d'avoir la secte croissante des « Head-shakers », comme les a agréablement baptisés un de mes amis, remuant de plus en plus la langue dans leur dos et disant : « Ah, les pauvres gens. ! la folie dans la famille, vous savez. Et cela leur sert à juste titre. Je connais bien ces mêmes faiseurs de tête, et je sais assez bien qu'ils ne me permettront jamais d'échapper aux conséquences du passé, telles qu'elles sont. « Il y avait quelque chose dedans, vous savez ; il était très bizarre. *Pas de fumée sans feu* . Les proverbes sont soit les plus grands mensonges, soit les plus grandes vérités ; et dans la « société », c'est certainement l'une des premières. L'autre jour encore, j'ai été surpris en train de rire devant une pièce de théâtre, et j'ai entendu dire qu'un secoueur de tête en avait parlé ensuite au Mutton-chops Club comme un signe mélancolique de mon état mental. Ils se rassemblent beaucoup dans certains clubs des derniers jours, les membres de cette secte ; et, en l'absence de matière naturelle, ils se disent quoi penser, puis rentrent chez eux et y réfléchissent. Appliqué à l'œuvre littéraire, le résultat se présente parfois sous le nom de « critique ».

Qu'aucun homme ne soit donc emprisonné pour cause de folie avant que son état n'ait été pleinement et soigneusement observé pendant un certain temps ; ni alors, à moins que le certificat n'ait été signé par deux ou *plusieurs* hommes bien qualifiés et expérimentés, dont l'un au moins aurait dû bien et longtemps connaître le patient. Que les asiles privés, où il est dans l'intérêt des propriétaires de garder les malades le plus longtemps possible, soient balayés. J'ai vu l'inscription de nouveaux malades dans leurs registres — que les pauvres gens soient secourus et pardonnés à ceux qui les y mettent ! — citée avec autant de fierté que celle des nouveaux garçons chez un maître d'école. Remplaçons-les par les asiles publics, là où il est dans l'intérêt de tous d'avoir le moins de malades possible, au lieu d'en avoir autant, et de les renvoyer le plus tôt possible. Que les inoffensifs, qui sont en grande partie, soient tenus à l'écart des asiles. Qui sait quelle douleur cruelle les associations de leur vie peuvent leur causer à chaque heure ? Que la publicité remplace pleinement le silence, qui n'a jamais servi à rien au monde. Que les gardiens (que j'ai reportés pour le moment par déférence envers leurs supérieurs sociaux) soient soigneusement sélectionnés pour leur caractère et leur gentillesse, et soient ce qu'ils devraient être : des infirmières auprès des malades. Que les commissaires, s'ils veulent continuer à exister, lisent leur devoir d'une manière différente. En outre, que des sanctions pénales sévères soient attachées à tout abus de la loi réformée sur la folie, et que toutes les facilités soient accordées au malade contre les médecins, les parents, les commissaires, n'importe qui, aussi grand soit-il. À l'heure actuelle, la loi, avec toute sa machinerie complexe, pour le meilleur ou pour le pire, se bat sans relâche contre nous : le plaidoyer de mon correspondant en faveur de la sensibilité de ceux qui s'engagent dans cette ligne de pratique ne m'inquiète pas beaucoup. Ils n'ont pas besoin de l'adopter s'ils ne l'aiment pas, j'imagine. Ils exercent leur profession dans un but lucratif, comme nous tous, et n'ont pas besoin de se faire passer pour des philanthropes ou de demander de la sympathie. « Il faut vivre » serait leur meilleure explication de leur travail ; et je ne connais aucun cas dans lequel la réponse du grand Français viendrait avec une force plus écrasante : « Monsieur, je n'en vois pas la nécessité.

Si mes suggestions, que je ne me proposais pas de proposer, ont plutôt un goût de destructeur, pour reprendre l'expression de mon correspondant, c'est que la destruction est la seule réforme possible ; et raccommoder l'ancien système, c'est comme raccommoder des vêtements usés avec du vieux tissu. Quand une réforme totale et complète aura été conçue et réalisée, la folie pourra être « éliminée » – je cite encore une fois le même auteur – plus qu'il ne le pense ; car une bénédiction peut tomber sur les efforts des hommes, ce qui leur semble très justement refusé maintenant. Tant que cette forme de faux emprisonnement sera possible, aussi longtemps que des dizaines d'hommes et de femmes sains d'esprit seront rendus fous dans des asiles privés et que des centaines de fous seront rendus encore plus fous, la folie en Angleterre ne diminuera pas. Quant à son traitement médical approprié, je n'y suis pour rien et je n'ai rien à lui dire. Je reprends l'adresse de mon correspondant à son désir, dans l'espoir d'apprendre quelque chose, et cette phrase est parmi les premières qui me viennent à l'œil : « Voisin dit que dans la folie simple il trouve certaines altérations dans la matière grise du cerveau, constituée de apoplexies infimes, épanchements d'hématine et d'hématosine dans les gaines lymphatiques, infarctus, athérome, dilatations capillaires et nécrose des vaisseaux, et certaines altérations des cellules cérébrales. Tout à fait. Tout cela est peut-être très vrai ; mais je ne peux offrir aucune suggestion quant au traitement médical basé sur ces hypothèses remarquables. Lorsque, peu avant mon renvoi définitif, j'ai été autorisé à voir un de mes parents dans une ville assez éloignée, le directeur s'est opposé à ce que l'autorisation soit trop souvent accordée, parce que la conversation emportait trop de matière blanche du cerveau. J'affirme distinctement qu'il a dit « blanc », car, par connotation de cette affirmation avec les remarques précieuses de Voisin, il apparaîtra que le « gris » est resté dans mon cas inchangé. Que ni l'hématine ni l'hématosine ne se sont répandues dans mes gaines, que mes capillaires restent non dilatés et que je suis fier d'avoir échappé à l'athérome et aux infarctus, je dois demander à mes lecteurs de me croire sur parole. Quelle abominable absurdité que tout cela ! Et combien de temps de telles absurdités pourront-elles dégénérer en mal. Dans une autre partie du même pamphlet, je trouve l'auteur citant actuellement la recommandation de Voisin du « gilet de force » sous prétexte que les patients l'aiment ! Là, je crois, il vaut mieux déposer le traité.

Pour reprendre le fil de mon histoire personnelle, j'ai décrit comment on m'a traité d'« homicide ». D'où venaient mes « voix », auxquelles j'ai fait allusion dans mon premier chapitre, je n'ai jamais compris ; car en effet, je n'ai pas la moindre idée de ce qu'ils signifient. Ils sont utilisés comme cheval de joug avec des « illusions » ; et étant tout simplement absurdes, ils n'admettent aucune réponse possible. Aussi loin que je me souvienne, après que le vieux Diafoirus m'eut posé diverses questions pour découvrir la forme particulière de folie pour laquelle mes amis m'avaient confié à sa tendre merci, et devint naturellement plus perplexe à mesure qu'il avançait, il suggéra : les voix comme dernière ressource désespérée ; et moi, assez fatigué de cette affaire, et n'ayant jusqu'à présent pu admettre aucun seul « symptôme » proposé, j'ai sauté sur la solution comme étant purement idiote. Je suppose que j'ai dû admettre que parfois, lorsque je suis seul et que je ne fais rien, je suis capable de m'imaginer le discours et l'adresse d'amis absents. Dieu sait que j'avais besoin de fantaisie là-bas. Cela m'a semblé un aveu inoffensif ; et quand j'ai été ensuite gravement informé que les « voix » sont le signe le plus dangereux et le plus incurable de l'aliénation mentale, même dans mon extrémité, je n'ai pu m'empêcher d'être chatouillé par la profonde absurdité de tout cela. « Les voix, me dit un jour mon ami d'Inverness dans un moment de confiance, lui aussi était capable de parler assez agréablement des vieux temps de l'université, de la poésie et d'autres sujets quand il le voulait, elles dérangent toujours. moi à propos des « voix », et je ne sais pas ce que diable elles veulent dire. Cet homme est un prisonnier désespéré depuis quelque temps ; mais il était tellement plus sage que moi qu'il avouait seulement entendre des voix à l'intérieur ; J'ai admis imprudemment que je les entendais aussi souvent à l'extérieur qu'à l'intérieur. Je les entends souvent quand j'ai faim, m'appelant avec beaucoup d'emphase à mes repas.

Cette idée de « voix » était dans mon cas une suggestion du médecin, rejetée peut-être assez innocemment au début ; mais cela m'a fait un tort terrible dans ma maladie. Tous ceux qui savent peuvent ressentir à quel point, dans le meilleur des cas, quelque vieux air ou fragment de vers étranges nous hanteront et nous inquiéteront, avec quelle ténacité cette fantaisie, une fois implantée, prendrait racine et bourgeonnerait dans un cerveau toujours actif. et imaginatif, puis fatigué et épuisé par une longue faiblesse, et incapable de l'effort courageux par lequel seul de telles absurdités méprisables pourraient être secouées, au milieu de son environnement grotesque et terrible. Harcelé et préoccupé par les crises, les voix, les délires, les matières blanches et grises ; malade au-delà de toute croyance, et ne désirant rien d'autre que de la bonne nourriture et du repos, mais « surveillé » nuit et jour ; spéculer sur quoi et qui pourraient être tous ces gens ; irrité par les médecins et insulté par les infirmiers - violemment frappé par l'un d'eux un matin, je me souviens, alors que mes mains étaient trop faibles pour faire leur travail, et que je ne m'habillais pas assez vite pour lui plaire - que je serais ici maintenant, sain et fort, je peux bien attribuer à quelque puissance supérieure l'égoïsme des hommes, qui ne permettra pas que ces infamies aillent trop loin. De la manière habituelle dans de tels cas, le médecin de cet endroit peut désormais revendiquer le mérite de ma « guérison ». Je montrerai, avant de le faire, comment il s'est coupé, par sa propre déclaration délibérée, de la possibilité de la revendiquer. Sur ses «voix», j'ai réfléchi et réfléchi jusqu'à ce qu'elles supposent quelque chose qui ressemblait beaucoup à la réalité. Dans ma misère, je pensais à certains morts et disparus qui m'auraient protégé de cela de leur vie, jusqu'à ce que leurs « voix » inoubliables deviennent enfin une partie intégrante de mon être individuel, si un fou certifié peut oser le prétendre. Ils m'ont réconforté et pourtant ils m'ont hanté, jusqu'à ce qu'enfin je puisse presque croire qu'ils sont devenus pour moi des anges gardiens, comme les « voix » de Jeanne d'Arc. Il y a peu de chances qu'elle se soit retrouvée entre les mains de spécialistes britanniques. L'Angleterre aurait pu la punir plus mal que par des fagots si elle leur avait livré. Pour ma part, si je devais choisir à nouveau entre la mort la plus douloureuse et une autre peine d'emprisonnement dans l'asile le plus aimé des commissaires, je n'hésiterais guère un instant dans mon choix de la première. Ces « voix » créées par le médecin devaient être répétées encore et encore dans mes dents.

Une des trois questions qui m'ont été posées par un commissaire, pendant toute la période, les concernait ; et quand je répète ce que j'ai dit dans mon premier chapitre, à savoir que c'est la pire fumisterie de toutes, je crois dire la vérité, ce qui est difficile là où tout n'est que fumisterie. J'ai sa permission de citer ici les paroles d'une lettre d'un ami écrite sur mon histoire. Il passa une nuit dans ce même asile, lors d'une visite à un « patient » : « Eh bien, dites-vous, il n'y a qu'une seule chose qui puisse permettre à un homme de supporter une telle épreuve. Je me demande souvent comment j'ai passé cette nuit-là, et pourquoi je ne me suis pas retrouvé entre deux gardiens le lendemain matin. Je suis sûr d'avoir suffisamment entendu des voix, mais elles étaient saintes.

Cet ami, qui n'avait pas le droit de me voir, était en visite chez un de ses frères, que j'ai décrit comme s'étant intéressé à ma libération. Il avait d'abord été emmené dans un autre asile (d'où il avait ensuite été transféré), alors que son frère n'était qu'à quelques mètres de lui, ne sachant rien de ce qui se passait. Il savait que son frère était sain d'esprit, il l'a maintenu jusqu'au bout et a finalement réussi à le libérer. Quelques faits de l'histoire complètent bien le mien. La victime, en l'occurrence, était engagée dans tous les soucis d'une élection, lorsqu'un ami l'emmena consulter un éminent médecin fou, propriétaire d'un asile privé à Londres. Le médecin a dit qu'il le croyait fou. Mon ami est allé demander ses raisons. La réponse fut que, tout au long d'une longue conversation, il s'était montré parfaitement raisonnable et consécutif, mais qu'en s'éloignant, il avait pris la toque de médecin au lieu de la sienne. Aussi puissant que soit cet argument, il ne suffisait pas, même de l'avis des proches, de faire taire l'homme. Mais plus tard, quelque chose l'excita, et la même autorité fut de nouveau consultée en privé. Aucune information n'a été donnée à mon ami ; mais tôt le matin, ce médecin envoya de son propre asile deux gardiens, prêts à attendre le résultat d'un entretien entre le patient et deux médecins, soudain survenus sur lui (dont un parfait étranger), sous les certificats desquels il se trouvait alors et là. supprimé. Lorsque mon ami en a entendu parler, il a immédiatement pris des mesures, mais s'est rendu compte qu'il ne pouvait rien faire. La loi prévoit que les deux médecins certificateurs ne peuvent être associés. L'un d'eux avait l'habitude de s'occuper des affaires de l'autre en son absence. «C'était *son* partenaire», a déclaré mon ami en cherchant réparation. "Pas un partenaire *enregistré*, j'en ai peur", fut la réponse légale. Je crains que le Common Law Procedure Act n'ait pas réussi à abolir les procédures spéciales ni à effacer de l'esprit juridique mineur l'illusion – puis-je utiliser ce mot ? – que l'objet du droit est de faire échouer la justice. [1] Le prisonnier resta quelque temps dans cet asile ; et il justifie tellement la préférence des commissaires qu'il qualifie de bon en comparaison celui où j'étais confiné, où il a été transféré. Dans cet autre endroit, il n'avait pas de chambre à lui et était toujours parqué avec tous les fous sans discernement. Le seul exercice qui leur était autorisé se faisait à l'intérieur des murs du parc, l'asile étant à Londres. On lui a refusé la plume et l'encre ; mais il a vu les gardiens faire de telles choses qu'il a réussi à noter au crayon quelques notes de ce qu'il a vu, et a finalement réussi à obtenir les documents et à écrire aux commissaires sur ce qu'il avait vu. « Nous » étions autorisés à écrire aux commissaires, si nous connaissions notre droit. Combien de ces lettres nous parvenons à écrire, combien sont envoyées si elles sont écrites, combien sont lues si elles sont envoyées, combien sont mises en œuvre si elles sont lues, je ne le sais pas. Dans ce cas, ces épreuves ont toutes été surmontées ; car les commissaires sont venus, ont fait une enquête et n'ont rien fait. Mais le patient répréhensible a été transféré dans un autre endroit, où je l'ai rencontré au cours de mon deuxième mandat. Les patients sains d'esprit doivent être, à certains égards, une épreuve. Je comprends que mon vieux médecin se plaint franchement que j'étais le plus ennuyeux qu'il ait jamais eu sous sa garde, et je le crois ; même si, à la fin de nos relations, il ne semblait pas trop désireux de se débarrasser de moi. Nous nous voyions alors très peu, mon codétenu et moi, car cela aurait pu être gênant, mais suffisant pour reconnaître la santé mentale de chacun. Son frère travaillait dur pour lui et finalement deux médecins impartiaux furent envoyés de la ville pour enquêter sur son cas. « Nous » avons le droit d'exiger cela aussi, j'ai compris depuis ; mais comment, sinon par miracle, nous pourrions utiliser ce droit, je ne le sais pas. Quand on l'obtient, de quel service peut-il être utile dans un tel endroit, aussi prévenus que doivent naturellement être les nouveaux médecins, — trop anxieux que doit être la victime, qui n'ose pas s'exciter, et par conséquent naturelle, — douloureuse comme le contre-interrogatoire est ? Néanmoins, dans ce cas, les deux médecins, dont l'un était célèbre dans les cas « nerveux », ont certifié que cet homme était sain d'esprit et ont conservé le certificat dans les archives. Il a été retenu un mois. J'expose les faits de cette histoire sous l'autorité de mon ami et avec sa permission.

Mon ami travaillait dur au dehors, comme son frère au dedans ; et la liberté durement gagnée a enfin été conquise, peu importe comment. Quand j'ai été moi-même libéré, j'ai voyagé quelque temps avec mon ancien codétenu et je n'ai jamais vu chez lui le moindre signe ni trace de folie. Un éminent baronnet médical, au nom curieusement suggestif, qui est plutôt un patron de l'établissement, et qui « diagnostique » occasionnellement un fou à une heure indue, avait, peu de temps auparavant, prononcé solennellement, d'après le tremblement de sa langue : un membre ce qui, d'après ma propre expérience, est susceptible de trembler lorsqu'on est nerveux — on pense qu'il va forcément avoir quelque chose de terrible — peu importe quoi — dans un délai d'un mois. Cependant, cela fait maintenant de très nombreux mois et il ne l'a pas eu. L'argot est parfois expressif. 'Étalages!' On dit que le baronnet est infaillible pour « diagnostiquer » par la langue cette maladie particulière, qui ne s'est pas manifestée. Mon ami n'avait aucune maladie. Mais ces gens avaient ébranlé ses nerfs, comme pendant un long moment ils avaient ébranlé les miens. Le mal était fait. Combien y en a-t-il qui, face à de telles vérités, peuvent oser ne pas croire en Celui qui dit encore, comme il l'a dit autrefois : « Mon âme ne se vengera-t-elle pas d'une génération comme celle-ci ? C'est très bien d'aller à l'église et de « dire » des prières, de se disputer sur la forme de votre foi, la couleur de vos vêtements, le nombre de vos arcs. La religion est un mot actif et non passif ; et comme les révolutions, il ne se fait pas avec de l'eau de rose. Faites quelque chose, quelqu'un !

Permettez-moi de clôturer ce chapitre avec ma première évasion, car mes lecteurs risquent d'être fatigués de mon histoire. Après quelques mois d'inconscience stupide, j'ai été envoyé chercher de la monnaie à l' *annexe du bord de mer* dont je parlais. Ce que la matrone a dit, après le court moment d'observation tranquille qui était tout ce dont j'avais besoin, a été raconté. Ce que j'ai ressenti quand j'ai appris d'elle où j'étais, je n'ai pas besoin de le dire. Très bonne pour moi était la compagnie d'elle, qui me délivrerait de mes compagnons et de mes gardiens, pour m'emmener avec elle en promenade ou en promenade, malgré les tendances « homicides » dont elle avait été prévenue. Par elle, un parent fut mandé pour me voir, en dehors des associations de l'asile, qui ne m'avait jamais vu depuis que le mal avait été commis ; et voyant, je n'ai eu d'autre choix que de me renvoyer, bien que tous les obstacles aient été mis en travers du chemin, même par les commissaires, qui, se soustrayant à leur propre responsabilité, ont accepté un salaire, et sont assez heureux de le rejeter sur n'importe qui. La fréquentation du jeune médecin, fils du directeur, et de sa femme, qui vivait dans la maison voisine et responsable de la « branche », était également très bonne pour moi. Ils m'invitaient à souper ou à jouer au whist avec eux le soir, et disaient ce que disait la matrone. Le jeune médecin prit sur lui, malgré les ordres, de me laisser dormir dans ma chambre, sans surveillance et seul, pour la première fois depuis plusieurs mois ; et le soulagement était au-delà des mots. «J'aimerais», dit-il en réponse à l'une de mes questions, «que vous remplissiez simplement toute la nourriture et les boissons que vous pouvez obtenir.» Quand je fus de nouveau, après quelques mois de liberté, renvoyé à l'asile, j'appris qu'il avait renoncé à tout lien avec cet asile, avec le regret avec lequel on regrette un ami personnel. Mais je pense que j'étais content de l'entendre, même à ce moment-là. Il aurait disposé d'une couchette assez confortable s'il avait pris soin de la garder ; mais il préféra s'acheter un cabinet de médecine générale et partir. Je ne me demande pas. Shakespeare n'avait pas aussi raison que d'habitude lorsqu'il disait que « la conscience fait de nous tous des lâches » ; car il y en a dont cela fait des hommes courageux. C'est le pire des ennemis ; mais c'est le meilleur des amis et le plus facile à concilier, si nous essayons de la bonne manière. Mais je ne moraliserai plus.

VI.

Les Head-shakers possèdent un vocabulaire formel qui leur est propre, qu'après une certaine expérience, on commence à connaître par cœur. Il est construit sur le principe simple de donner une mauvaise réputation à tout. Cette histoire a été qualifiée de « sensationnelle » alors qu'elle est tout simplement vraie. Lorsqu'une description directe des choses telles qu'elles sont est sensationnelle, les choses telles qu'elles sont ne sont pas les choses telles qu'elles devraient être. On me dit aussi que l'histoire montre un grand mépris pour les sentiments des gens. C'est certainement le cas pour les miens, qui sont assez sensibles et qui ont été indignés au-delà de toute croyance. Quand les hommes daigneront penser un peu moins à leurs propres sentiments, et un peu plus à ceux qu'ils ont enfermés vivants, nous serons sur le chemin de l'amendement. En attendant, si quelque chose que j'ai écrit a blessé la sensibilité naturelle de quiconque a souffert comme moi, j'en suis vraiment désolé. Aux autres sentiments en la matière, je suis loin d'être indifférent. « Laissez le jade écorché grimacer, nos garrots ne sont pas tordus. »

Ces chapitres ne sont pas destinés à être lus comme les appelle mon ami du pamphlet : une attaque contre les médecins engagés dans une pratique de folie. Ils s'attaquent à un péché national criant et à tous ceux qui le favorisent. Parmi les hommes qui pratiquent la folie, il y a des hommes qui abhorrent le système selon lequel tout homme peut être qualifié de fou. Parmi eux, j'ai moi-même trouvé l'un des meilleurs amis que j'aie eu. C'était un homme de longue date. Il m'a vu alors que j'étais presque au plus mal ; mais il ne m'a pas fait taire. Il m'a emmené chez lui et m'a versé de l'huile et du vin, comme le bon Samaritain qu'il est. Après quelques jours de divertissement avec sa propre famille et à sa propre table - et il n'aurait jamais de moi un sou pour ses douleurs infinies - il m'a assuré, ainsi qu'à mes amis, que je n'étais qu'un hypocondriaque voué à guérir. . Il m'aurait fait ainsi, si j'avais consenti à rester avec lui, malgré une certaine foi dans l'hydrate de chloral, que j'aimerais qu'il abandonne. « L'enfer en cristaux », l'a appelé mon ami déterminant. (Peut-être puis-je ajouter ici que le parent qui devait me connaître témoignait le mieux de ma santé mentale avec aussi peu de variations.) Je me souviens bien comment ce médecin chaleureux m'a emmené sous sa propre protestation voir un éminent diététiste que je consulterais, les qualités occultes des œufs et du mouton froid m'avaient tellement inquiété, qu'il avait presque crié alors qu'il quittait la pièce, en réponse au stéréotype : « J'espère que vous êtes très pointilleux sur son régime alimentaire », « Le régime doit être formulé avec force ; eh bien, cet homme meurt d'inanition ! Alors je l'étais. Mais j'étais sans cesse déterminé à ma propre ruine, semble-t-il ; et 'Tu l'as voulu, Georges Dandin !' était le fardeau de mes premiers rêves d'asile. La pierre qui roule ne s'arrêterait que dans les brisants au pied de la falaise ; et je n'ai trouvé aucun Sisyphe pour le rouler à nouveau jusqu'à ce que je joue moi-même à la fois la pierre et Sisyphe. Mais pourquoi j'ai été ainsi enfermé à la hâte, sans aucune référence à un ami aussi habile, et sans que je l'ai vu, je l'ignore. C'est à lui que je pensais lorsque j'ai suggéré ce que je considère comme l'une des réformes nécessaires les plus importantes et les plus faciles : qu'aucun homme ne devrait être « certifié » sans l'assentiment d'au moins une autorité précieuse qui le connaît bien, après examen personnel minutieux.

J'ai recommencé mon histoire, et un souffle d'air marin lui fera du bien. Imaginez-moi à nouveau avec la matrone. Le passage de l'asile et de ses associations à la petite maison au bord de la mer a eu de très bons effets. Il en était ainsi pour d'autres que moi ; car les fous là-bas, les pauvres gens, me semblaient plus doux et meilleurs à tous égards qu'ils ne l'étaient lorsque je les voyais dans la plus grande place. Les gardiens étaient là pour les surveiller, mais devaient rester silencieux et réprimés dans une maison privée et vivaient simplement en bas, comme vivent les domestiques. Les petits déjeuners et les dîners à la table soignée, agréablement présidés par une hôtesse féminine, ont été un vrai soulagement après mon expérience précédente. Qu'ils auraient dû le prouver, alors que seuls elle et moi avions une conversation consécutive et que les autres invités gardaient le silence ou nous distrayaient par des mots étranges et des pitreries suffisamment pour déranger n'importe qui, montre en partie, je pense, ce que la vie qu'ils ont « soulagée » doit avoir été. Le pauvre chanteur de la chanson de bière « Hey-diddle-diddle » était dans la maison, et sa façon de découper son pain avec son couteau et sa fourchette m'a beaucoup « intrigué » jusqu'à ce que la matrone me dise où j'étais. Là aussi se trouvait le bon mangeur de persil, mort de la maladie de Bright ; et c'est là, juste après que j'ai quitté la maison, qu'il est mort. Seulement deux ou trois jours auparavant, il dut s'asseoir pour dîner avec nous ; et je me souviens de la bonté avec laquelle la matrone le fit étendre sur le canapé, voyant la souffrance dont il ne savait pas parler, et l'envoya dans son lit. Peu de temps auparavant, il m'avait regardé calmement en face, à travers la table, et m'avait engagé dans le vase à vinaigre, qu'il avait vidé. Son frère, ecclésiastique, dînait avec nous lors d'une visite et me regardait, pensai-je, avec une certaine curiosité. Ce que je faisais *dans cette galère* en a frappé plus d'un. Vu parmi les associations et les scènes de l'asile, je crois qu'on aurait peut-être pu me croire inapte à être expulsé, tant j'ignorais complètement, selon l'expression commune, si j'étais sur la tête ou sur les talons. Deux fois par jour, selon le cours régulier des choses, les sept ou huit fous qui composaient la colonie balnéaire partaient pour une promenade constitutionnelle, avec une meute de gardiens à leurs trousses, dans la direction opposée à la ville et aux rues. Ces promenades étaient déjà assez éprouvantes ; à l'asile, parmi les chemins et les chemins de campagne, ils avaient eu peur. La matrone m'en a sauvé autant que possible, comme je l'ai dit, avec la gentillesse la plus réfléchie et la plus prévenante. Elle m'emmena avec elle entendre l'orchestre sur la jetée, et flâner avec elle, prisonnière sur parole, parmi les vacanciers de la station balnéaire populaire ; et ces divertissements, qui paraissent assez ennuyeux dans la vie ordinaire, me parurent tout à fait exceptionnellement délicieux. C'était mieux quand nous parlions de livres, de choses et de gens ; et ce qu'elle a dit et écrit de moi, je l'ai déjà raconté. Le soir, elle me tirait du reste pour me laisser souper tranquillement avec elle, quand je n'allais pas souper ou whist à côté avec le jeune médecin et sa charmante épouse, qui y commandaient un détachement de patientes. Eux aussi ont donné leur avis ; et face à de nombreuses remontrances venant de milieux où je m'y attendais le moins — face à l'opinion du directeur selon laquelle j'étais une personne très dangereuse ; face aux admirables commissaires de Sa Majesté, dont je n'avais pas vu un seul à ma connaissance jusqu'à présent, mais qui étaient bien armés des «notes» des gardiens - j'ai été emmené pour un temps et redevenu un homme libre . Ô esprit de M. le juge Stareleigh ! « Nathaniel, monsieur ? Comment aurais-je pu inscrire Daniel dans mes notes, à moins que vous ne me l'ayez dit, monsieur ? Si les soldats, les marins, les bricoleurs, les tailleurs de l'établissement avaient noté dans leurs notes que j'étais fou, après l'avoir entendu dire d'abord par leurs employeurs (qui s'étendent sur la délicatesse des cas cérébraux, mais font confiance aux rapports) d'hommes ignorants), comment diable pourrais-je être autre chose ? Pourtant, il y en avait plus d'un qui n'y croyait pas et qui avaient le courage de le dire. Je ne donnerai aucune idée de leur identité ; car ils pourraient être renvoyés rétrospectivement, s'ils sont encore attelés, pour un tel manquement à leur devoir. Ce serait peut-être la meilleure chose qui puisse leur arriver. La partie la plus difficile pour moi de tout ce piège était que moi, qui ne ferais pas de mal à un chien si je pouvais l'aider, j'étais représenté comme « violent » alors que j'étais plus faible que n'importe quel chien. C'était suffisant pour dissuader quiconque, sauf les plus courageux et les plus gentils, d'essayer de m'aider ; et je n'ai pas d'autre choix que de supposer que tel était le but.

Mais la « violence », et tout le reste, était un mensonge trop palpable. La délivrance est arrivée. Au cours des mois qui ont suivi avant que je sois de nouveau emprisonné, la matrone et le jeune médecin partis — les bonnes plantes poussent mal dans un tel sol —, je souhaite passer le plus légèrement possible. Il s'agirait surtout d'affaires intérieures qui n'ont pas leur place dans une telle histoire, et qui ne concernent que des consciences auxquelles je n'aurais rien à dire. J'en ai fini avec eux — laissez-les tranquilles. La période de ma liberté a duré dix mois. Je passais mon temps à errer sans but de lieu en lieu — parmi les baigneurs de Trouville et les spectateurs de Paris, dans les hôtels et les rues de Londres — d'une manière qui ferait une histoire à elle seule, si c'était le lieu de la raconter. . Le choc avec lequel j'avais appris ce qui m'avait été fait avait ébranlé jusqu'au centre le nerf que m'avait laissé le «

traitement ». Nuit après nuit, je ne faisais que rêver, rêver, rêver de l'asile et de ses terreurs. Les gardiens, dont je connaissais si bien les visages, étaient toujours derrière moi ; les pitreries des fous étaient réagies avec une fidélité impitoyable. Le sentiment d'impuissance totale entre les mains de médecins fous, que l'expérience avait laissé dans mon esprit, ne me quittait ni la nuit ni le jour. L'allusion fortuite d'un voyageur à mon auditoire à "Bedlam let Loose", ou à une chanson fantaisiste sur "Charenton" dans un vaudeville français, me ferait sortir de la gare ou du théâtre dans une peur impuissante de je ne savais quoi. Si un gendarme m'abordait la nuit dans les rues, je tremblais de partout dans l'attente d'être transféré dans un asile français. Si je voyais une annonce relative à un asile dans un journal informel, c'était pour la déposer avec terreur. Il me semblait qu'il n'y avait qu'un seul pouvoir au monde : le pouvoir de la « loi » de la folie. Telle est la confiance que notre système tant vanté, qui prétend ne connaître aucun mal sans remède, pourrait inspirer à quelqu'un qui avait aussi cruellement besoin de sa protection que moi. Sur un point, sa puissance était certainement justifiée, car, à l'étranger et à l'intérieur, je pensais qu'il pourrait m'atteindre n'importe où. J'ai gardé ces peurs autant que possible pour moi ; car en parler, c'était, dans les circonstances de ma vie, m'enfermer de nouveau. Mais ce fut une épreuve effrayante. J'étais complètement intimidé et effrayé, et j'avais peur de faire face à qui que ce soit ; car je croyais lire sur chaque visage la connaissance de mon histoire. Sauf par un effort désespéré occasionnel, je pouvais me forcer à ne rencontrer personne. Mais si malade que j'étais alors et plein d'imaginations, aucun des vieux amis qui me voyaient n'imaginait en moi une trace de folie. Ce que je sais. A Paris surtout, j'ai retrouvé un vieil ami littéraire, chez qui — à cause de cette chose étrange qu'on appelle la sympathie, je suppose — j'ai pu aller plus souvent qu'ailleurs, quoique assez rarement, Dieu sait ! Depuis, je me suis souvent demandé quelle était sa véritable pensée en la matière. Dans les théâtres et les hôtels, dans les rues et dans les cafés, m'autorisant rarement à dormir plus d'une ou deux nuits consécutives au même endroit, par peur d'être « pris » et, lorsque j'y restais, par peur d'aller dans ma chambre et puis de le laisser – je rêvais de cette morne bizarre principalement seule. Et par l'étrange ironie de tout cela, c'était le moment où j'étais effectivement le plus proche de la folie et où j'avais vraiment besoin d'une surveillance attentive ; non pas celui des gardiens ou de la répression, bien entendu, mais de l'affection qui n'est malheureusement pas ordonnée. On m'avait traité de suicidaire et d'homicide alors que je ne représentais aucun danger pour personne. Maintenant, les pensées suicidaires ont effectivement pris forme dans mon esprit. En cela, il n'y avait pas de folie, car l'impulsion que donne la folie pour réaliser ces misérables pensées me manquait toujours et me sauvait ainsi la vie. Pourtant, il n'y avait pas un jour où je ne quittais la maison avec l'intention, si seulement je trouvais le courage nécessaire, de mettre un terme à cette existence impossible. Je savais que je n'allais pas mourir ; mais je croyais qu'après le traitement si honteusement adopté une fois pour éviter les ennuis, il y avait peu de chances d'échapper à une seconde condamnation si je ne mourais pas. Et l'événement m'a donné misérablement raison. N'ai-je pas raison de dire que je n'ai pas de vocation particulière à épargner les susceptibilités des autres ? Je n'ai plus aucun respect pour les sentiments pickwickiens – aucun.

Londres n'était qu'une répétition de l'histoire de Paris. J'ai eu du mal à aller au théâtre une ou deux fois. Un soir, je me suis caché au fond de la fosse pour écouter une pièce de moi qui venait de sortir avec un certain succès, écrite bien sûr depuis longtemps. Je pensais que la publicité était dangereuse et je me demandais bêtement si j'avais déjà écrit de telles choses moi-même. Après quelques mois à la campagne, où j'essayais en vain de vivre comme un foyer et où je m'épuisais de plus en plus en de longues promenades solitaires, hanté par toutes sortes de peurs nerveuses, je retournai à Londres désespéré, me demandant si , comme je n'avais pas le courage de mourir, cela ne se terminerait pas en quelque sorte par la seule force de l'épuisement. Ce ne serait pas le cas, car j'étais encore très plein de vie. Je n'ai fait savoir à personne où j'étais, car je n'avais ni la force ni le souci d'écrire, et personne avec qui je voulais communiquer. En plus, j'avais peur ; et j'errais d'un hôtel à l'autre avec une sorte d'espoir de n'être devenu personne. J'avais perdu mon individualité à l'asile ; pourquoi vouloir le récupérer à nouveau ? Mais il a fallu que je sois retrouvé, et un jour, au Crystal Palace, je me suis retrouvé à nouveau surveillé par un « homme sombre » – non pas avec un yataghan, mais un journal. Bien sûr, je pensais qu'il était un gardien, car je m'y attendais depuis un certain temps ; mais il n'était qu'un détective. Il n'était pas très différent de certains que j'ai vus dans des pièces de théâtre, car il me laissa découvrir en un instant sa mission ; et cela me procurait un certain amusement sombre de le conduire partout dans les jardins par une journée très désagréable, en prenant les notes les plus évidentes de moi que j'aie jamais vues, dans un portefeuille rouge intrusif. Je me suis promené jusqu'au bord de la crue salée, au fond des jardins (pas profonds), où habitent les antédiluviens, je me suis attardé et j'ai eu l'air de vouloir sauter dedans. Il n'a montré aucune intention d'intervenir, mais a regardé avec intérêt depuis la rive opposée, et remplit presque son portefeuille. Puis je l'ai déçu, je me suis détourné du précipice comme Box l'imprimeur, je suis allé à la buvette et j'ai mangé une glace. Cela le gênait beaucoup, mais il le nota. Dans le train, il monta dans un wagon bien éloigné du mien ; il rencontre un ami à Londres à qui il fait part de ses idées ; et, après m'avoir vu prendre un dîner mélancolique dans le confortable café de Lucas, pendant qu'il s'amusait avec des petits pains et de la bière dans la devanture du magasin, tous deux me suivirent jusqu'à l'agréable petit théâtre de M. Hare - je n'avais jamais osé, après l'effet d'abaissement. des associations de « l'establishment », qui semblaient me faire sombrer dans ma propre estime, lever les yeux au-dessus de la fosse, s'assit derrière moi et observa ma conduite à l'égard des « Cœurs brisés » de Gilbert avec un désir de regret évident dans leur propre esprit pour « quelque chose d'épicé » ; puis m'a conduit en sécurité à mon hôtel pour une occasion, et est parti avec le sentiment consciencieux d'avoir fait son devoir de détective et d'avoir entièrement échappé à mon observation. Étaient-ils les principaux spécialistes de ce travail, je me le demande ? Et qui gardait les notes les plus précises, l'observateur dans son livre ou l'observé dans sa tête ? Rien ne m'étonne plus, en repensant à tout ce temps morne, que la singulière acuité d'observation en moi, à laquelle aucune date ni aucun détail ne semble avoir échappé. « Hyperesthésie », je suppose, ou dérangement de la substance blanche. C'était peut-être un infarctus.

Eh bien, grâce aux efforts surhumains de l'inspecteur Bucket, j'avais été retrouvé jusqu'à mon antre, et un médecin est venu me voir le lendemain matin et m'a posé quelques questions supplémentaires. Mais c'est lui dont j'ai parlé comme ayant donné un cerveau digne à un travail sérieux et ayant si clairement condamné les asiles et les illusions. Aucun homme n'aurait pu être plus gentil et plus sage. Il aurait très bien pu être trompé en me croyant fou, je pense ; car à ce moment-là, avec les voix, les illusions, les visions et toutes les absurdités qui m'étaient tambourinées, j'avais presque commencé à le penser. Je n'avais pratiquement pas de vêtements sur moi, car j'errais avec l'impression qu'il devait y avoir un point quelque part à proximité. Je ne m'étais pas brossé les cheveux ; J'avais l'air complètement abasourdi et je m'étais réfugié dans la plus petite pièce du dernier étage de l'une de nos plus grandes hôtelleries. Si j'avais été accusé d'évasion, la réponse aurait été difficile. Il ne s'est pas trompé, cependant, et a ordonné le repos de l'esprit et du corps, ce qui est parfois une prescription aussi vaine que le porto et l'air marin pour le pauvre épuisé. Faute de meilleurs chemins pour y parvenir, je fus envoyé dans un établissement thermal du nord, de nouveau sous la garde d'un domestique, qui ne devait pas me perdre de vue en chemin. *Oui à moi !* toute la vieille histoire désespérée revenait.

Je connaissais bien ce palais des curateurs d'eau. J'y avais connu des jours agréables dans des temps plus heureux, où je pensais y aller et me baigner sans raison particulière, et je m'étais beaucoup amusé avec les caprices et les bizarreries de l'endroit ; tous les gens « se rendaient à Gravesend par voie d'eau », comme disait Sir George Rose. C'était la propriété d'un gentil Écossais disparu depuis, qui m'a laissé d'agréables souvenirs de son entourage et de son stock privé de « whisky », qu'il m'administrait gratuitement le soir, lorsque les laveurs d'eau se couchaient. , après m'avoir instruit des vertus théoriques de l'abstinence dans sa salle du conseil le matin. Aujourd'hui, comme d'autres lieux de ce genre, il avait perdu sa forme de maison et était passé entre les mains impersonnelles d'une entreprise. L'autorité médicale qui présidait était désormais un autre homme. Je me demande s'il rêve de moi parfois ? La première nuit après mon arrivée sur place, un accident s'est produit. Je ne pouvais plus supporter cet espion ; et les rêves de mes proches morts s'étaient mêlés si vivement aux horreurs cauchemardesques héritées de (comment appeler l'asile ?) Pecksniff Hall, que je n'ai jamais su la moitié de ce que je faisais. Le nom professionnel des rêves, comme je l'ai déjà dit, est « visions ». Rêvant qu'un gardien était sur moi et qu'un fantôme me disait de fuir, j'ai bondi dans mon sommeil et j'ai roulé par-dessus la rampe la plus proche. La chute n'a pas été sévère et la « tentative désespérée » a échoué ; car je ne me suis cassé qu'une côte et un poêle au sternum, ce qui s'est ensuite révélé utile aux gardiens. On m'a mis au lit pendant un certain temps et on m'a soigné ; et bientôt il fut à nouveau capable de conduire, de se promener et de jouer au tennis sur gazon. Mais les peurs du rêve et les terreurs quotidiennes me hantaient toujours ; et j'ai toujours reculé devant tout le monde. Finalement, j'ai pris conscience de ma peur constante ; et je tombai dans un état d'errance étourdie, et je me mis à crier par intervalles diverses bêtises. Ce qu'il aurait fallu faire, c'était me soigner, me verser du vin dans la gorge et appliquer les moyens courants de restauration familiale. Ce qui fut fait fut ceci : les vaillants hommes de bain et les domestiques du lieu furent envoyés pour me retenir ; et j'ai été bâillonné, et je l'ai laissé bâillonné, jusqu'à ce que le sang coule de ma bouche. Puis vinrent deux médecins étranges, comme auparavant, dont j'ignore les noms et les visages, et qui furent chargés par mes « amis », je suppose, de signer un certificat. On me donna alors une forte dose d'opium et une convocation fut envoyée au maître de Pecksniff Hall, qui envoya deux vaillants gardiens vers le nord par le train, pour la saisie de ma silhouette herculéenne. L'un était le colonial bon enfant ; l'autre était un homme que j'avais particulièrement en aversion, un gros ancien valet de pied, qui déclarait plus tard que son travail était « très amusant » et qui avait une aptitude particulière, lorsque j'étais allongé dans mon lit, sans défense, à sauter sur mon sternum et à moitié. m'étrangler. Une ressemblance imaginaire dans son visage lunaire avec un visage historique m'a fait, alors que je le contemplais rêveusement depuis mon lit, le relier vaguement à la famille Orton ; et parmi les *personnages dramatiques* de mon imagination, je le connaissais sous le nom du jeune Orton, et je passais certaines de mes heures à construire des romans sur lui et sur l'héritage Tichborne. Il y avait un autre homme, affectueusement connu par un cercle d'amis admiratifs sous le nom de « Birdie », qui lui ressemblait tellement que cela me mettait plutôt en colère de ne pas pouvoir décider lequel était le véritable prétendant. C'était en tout cas quelque chose à faire. Mais « Birdie » était également bon enfant à sa manière, bien qu'il aimait les plaisanteries. Je n'aimais pas sa façon de tremper ma brosse à cheveux dans la bassine le matin, quand j'étais trop faible pour faire des remontrances, et de l'utiliser sur sa propre tête de balle sous mes yeux ; mais je ne lui en veux pas. Un de ses amusements m'a fait du mal ; car il avait une façon de fouetter les choses dans la pièce et de s'enfuir avec elles

– pour m'intriguer, je suppose, en riant tout le temps. Il a réalisé cet exploit une fois avec un nouvel antimacassar ; et à partir de ce moment, joint au désordre indescriptible et à l'absence totale de toute surveillance visible sur les gardiens qui régnaient dans la grande maison de fous, cela créa dans mon esprit l'idée qu'il y avait plus de malhonnêteté dans cet endroit qu'il n'aurait pu l'être. C'était bien sûr une « illusion », et les « notes » devaient avoir beaucoup à dire ; d'autant plus que, lorsque cela serait devenu connu, certains hommes joueraient dessus comme sur un instrument, car je crains qu'ils ne soient que trop enclins à jouer dans l'ignorance, n'ayant que trop d'occasions de le faire, sur les faiblesses et les fantaisies de l'homme. les pauvres gens dont ils ont la charge. Cela ne vaut pas beaucoup de mots, mais c'est un très bon exemple de la manière dont cet abominable système tend à créer les choses mêmes qu'il est censé guérir. Mes réflexions sur la famille Orton — tout aussi illusoires que les autres — ne sont écrites que dans les miennes.

Les visages des gardiens rencontrèrent les miens le matin ; et dans une transe sauvage d'opium, agissant sur le cerveau à son niveau le plus faible, j'ai été de nouveau transféré dans ma prison. Une fois pendant le voyage, j'ai appris, j'ai parlé, et une fois seulement, lorsque la vue de mon colonial se livrant à un pot de bière a réveillé la saine nature britannique pour solliciter une boisson, je ne m'en souviens pas ; car je ne me souviens de rien d'autre qu'une succession confuse de trains et de quais, jusqu'à ce que je me réveille à moitié conscient dans l'asile - pour me retrouver allongé par terre sur le dos, avec un médecin à côté et mon vieux domestique - revenu de l'Inde en l'intervalle, de l'autre, me contemplant. Cela a été décrit comme une « crise » — vaguement. J'ai dû être, comme le Yankee de l'histoire, « une baleine par crises », car j'en avais de toutes sortes : épileptiques ; épileptoïde – « toid » ne signifiant rien, mais étant substitué lorsque le premier « diagnostic » s'est révélé dans sa bêtise native ; paralytique (au bras gauche, alors que j'étais resté dessus pendant quelques jours au lit et que je l'avais plutôt engourdi) ; et tous les autres qui se sont révélés utiles. J'aimerais pouvoir voir ces « notes » ; ils doivent être merveilleux. Mais comme dans la multitude des conseillers se trouve la sagesse, dans la multitude des maladies se trouve la sécurité. Ainsi commença ma deuxième peine, de huit mois d'emprisonnement. Une telle histoire a-t-elle déjà été racontée ? Il n'y en aura que très peu davantage.

VII.

En repensant au premier chapitre de mon histoire et en constatant que j'ai écrit que mon expérience n'avait rien de particulièrement douloureux, je m'interroge sur l'aptitude de la nature humaine à oublier et à pardonner, là où cela est seulement permis. Maintenant que je me suis penché sur les détails, ils me semblent chargés d'une douleur tout à fait exceptionnelle. Il m'a fallu du temps et de la réflexion pour mesurer, dans sa profondeur et sa hauteur, le mal qui m'a été fait. Seul l'oubli subsistera lorsque ce dernier chapitre sera terminé ; car le pardon est devenu depuis lors dans mon cas impossible.

Si l'effort est trop grand pour la faiblesse humaine
De pardonner les maux qui nous viennent d'autrui, Épargne-toi du moins le tourment de la haine : À défaut du pardon, laisse venir l'oubli !

Quand j'ai été emprisonné pour la première fois parmi des fous, après cette folie enfantine qui n'avait d'autre but, si tant est qu'elle en ait eu, que de faire venir me soigner ceux dont le devoir évident était de le faire, j'étais si malade et cassé ça, s'il avait été dans mon cas,

Le chien de mon ennemi,
bien qu'il m'ait mordu, aurait dû se tenir cette nuit-là contre mon feu.

La deuxième fois, ce fut peut-être plus cruel encore. Et cela s'est fait sous le couvert des lois sur la folie. S'ils protègent ainsi le simple manque de cœur, que doivent-ils faire dans les cas où des objectifs directement mauvais doivent être servis ?

La tristesse de cette histoire m'affecte malgré moi et me donne envie d'en finir. La deuxième phrase était encore la même chose, sauf que je savais que j'étais dans un asile et que je me résignais à sentir que je n'avais aucune chance de m'en sortir. Personne ne s'en souciait. Pourquoi devrais-je m'échapper ? J'ai eu quelques visiteurs la première fois. Quand ils arrivèrent, une table de déjeuner bien dressée et une bonne bouteille de vin remplaçaient les ordures que nous étions trop souvent censés consommer, et les terrains sans murs et les jolis jardins de Pecksniff Hall évoquaient une maison de campagne d'autrefois. Mon avocat est venu me voir et manger du mouton, un brave garçon auquel il est agréable de penser, dans l'amertume qui se mêlera à mon encre à mesure que j'avance. Il apporta par hasard avec lui le premier exemplaire du « Monde » que j'avais vu et me le laissa comme un étrange lien avec sa marraine oubliée. Moi, accompagné d'un gardien, je l'ai accompagné jusqu'au train et je me suis plutôt demandé pourquoi je n'irais pas aussi. Je n'avais pas compris l'asile et je ne lui parlais que des questions d'argent qui me troublaient. La deuxième fois, j'étais allé trop loin ; Je ne voulais aucune visite et je ne m'en souciais d'aucune, même si jour après jour je me réveillais de mes rêves troublés - pas tous mauvais maintenant, mais certains singulièrement beaux - avec le sentiment que quelqu'un me sauverait sûrement avant la nuit. Dans quelle mesure j'ai été malade après ce voyage avec l'opium, et si je suis mort ou non, je ne le sais pas. Le maître a dit que c'était le cas, et après les haut-le-cœur et la drogue, c'est très probable. C'est par une chaude nuit de juin que je me suis couché de nouveau dans cet endroit maléfique, dans la pièce la plus éloignée d'une aile reculée du bâtiment, entre deux gardiens qui se jetaient un de chaque côté de moi et me tenaient serrés entre eux. la nuit chaude, ronflant pendant leur propre sommeil lourd, ou se réveillant pour me serrer plus près si j'essayais de bouger. Il m'est arrivé ensuite de tomber sur les « notes » de l'un d'eux cette nuit-là, dans lesquelles il me rapportait que j'avais eu quelques « mauvais tours » – de violence, je suppose –, souffrant encore de ma chute et de ma chute. le bâillon ; étourdi par l'opium et désolé, plus faible qu'un enfant. Cela durait des jours et des nuits avec un changement constant de gardiens, plus ou moins rudes et durs. On leur a dit de me surveiller trois ou quatre à la fois, à cause de mes qualités dangereuses et de mes stupides efforts pour m'en débarrasser. Entre eux, ils en riaient, connaissant ma faiblesse ; et le plus petit d'entre eux – car il y avait dans le personnel une réserve de garçons petits et laids – me conduisait avec son petit doigt. Mais parfois, un détachement d'entre eux me transportait jusqu'à ma chambre ou me maintenait au lit, déchirant mes vêtements au passage. Pour compenser les défauts de ma garde-robe (dont chacun avait une liste, comme celle d'un écolier), il était dit dans les « notes » que je les déchirais moi-même : « signe bien connu de folie ! Comme je redoutais cette « pièce du nord » ! C'était dans le coin le plus ancien de la maison, froid et chaud, et hanté par les rats ; et autant Mme Gamp et son amie ont dû paraître à leur mourante charge, autant les gardiens m'ont semblé, alors qu'ils chantonnaient dans les coins pendant mon semi-délire.

Il me semblait que les médecins n'avaient pas grand chose à dire. Ils venaient me voir de temps en temps, une minute ou deux, dans mon lit. Le médecin de maison, qui a tant impressionné mon ami, vivait dans cet endroit depuis des années et ne semblait avoir aucune idée au-delà. Il gardait d'affreuses petites choses dans des bouteilles et notait consciencieusement, grâce à un appareil placé sous ma fenêtre, qui ressemblait au bureau d'un chef d'orchestre, la quantité de pluie quotidienne et nocturne. Nous devons tous faire quelque chose, je suppose. En été, il était un grand archer et se pavanait avec un arc et un carquois. Quelques patients se joignirent au jeu : un seigneur mélancolique, qui ne parlait jamais, mais qui était « mon seigneur » par tout le monde, à la manière des cercles plus sains, et un ou deux autres. Je l'ai essayé une fois et j'ai été plutôt heureux de constater que, même si je n'avais jamais utilisé d'arc et de flèches auparavant, j'avais de meilleurs résultats que le médecin de la maison. Mais l'homme-singe fut également autorisé à s'essayer, et il joua d'horribles tours avec ses flèches, et il grimaça de telle sorte que je ne pus plus supporter cet amusement. Du grillon, j'en ai eu assez lors de ma première visite et je ne voudrais plus relever le défi. Le désespoir me poussait parfois à une sorte de distraction ; car les constitutions autour du circuit d'un kilomètre du terrain, ou parmi les ruelles et les routes, étaient exaspérantes. Les promenades du dimanche étaient les pires ; quand le villageois britannique était en vacances, il restait bouche bée et s'interrogeait sur nous. Pendant les mois d'hiver, je tentais de temps en temps de suivre la meute de busards qui était gardée pour notre bénéfice, ce qui, en tout cas, amusait beaucoup les gardiens et les campagnards. Je n'ai jamais aimé les busards, et ce n'était peut-être ni le lieu ni le moment d'en acquérir le goût. Une demi-heure dans les champs boueux fatiguait le corps et la tête faibles et aggravait mes rêves fatigués. Mais cela a donné un bref espace de liberté relative ; et j'ai pu fréquenter davantage un bon jeune homme qui est venu dans cet endroit comme compagnon de l'homme-singe et qui a montré une préférence marquée pour ma société. Sa couchette ne pouvait pas avoir été agréable ; et il trouva dans ma chambre son seul refuge contre le désordre général de la maison et de ses domestiques, bien que même là nous ne puissions échapper au seul air que l'un d'eux battait toujours à mort sur un piano ancien dans l'une des salles publiques. au profit des nerfs brisés recueillis là-bas. J'avais alors été retiré de la pièce nord ; Je suppose en faveur d'un nouveau venu plus violent. J'ai également trouvé un autre compagnon agréable chez un officier qui avait fait beaucoup de service extérieur et qui aimait parler. Il se demandait pourquoi il était là. Il avait été malade, m'a-t-il dit. Nous nous sommes rencontrés pour la première fois au billard, et il est venu vers moi immédiatement et m'a dit qu'il connaissait mon visage et qu'il avait dû me rencontrer à Carlsbad, comme lui. Il se sentait assez bien pour hausser les épaules sur ce sujet, et même pour s'amuser à étudier les illusions des fous et à en discuter. Il avait été tellement frappé par le monde, disait-il, qu'il se souciait peu de la façon dont tout cela se terminerait ; et il n'avait aucun désir particulier de revoir les amis qui l'avaient emprisonné. Je ne me demande pas. Il était peut-être fou ; mais je le voyais souvent, et c'était la meilleure imitation de la raison que j'aie jamais vue. En tout cas, cela ne lui faisait pas grand bien d'être là. Nous avons suivi les busards et mangé des sandwichs ensemble, et nous avons spéculé sur la raison pour laquelle nous avions été choisis pour être écrasés par cette tour de Siloé. Un jour, sentant une pensée plus forte, j'écrivis une lettre à un vieil ami littéraire. C'était très inoffensif, car je n'avais pas envie de me plaindre ; mais l'ami appartenait à une famille juridique bien connue, et son nom sur l'enveloppe fit sensation. On croyait que c'était l'écriture de mon officier ; et on lui a demandé pourquoi il avait écrit à un avocat et pourquoi. Pourquoi les directeurs d'asile devraient-ils avoir peur de leurs meilleurs amis les avocats, je ne le sais pas.

Mais il semble que ce soit le cas. Cependant, je n'exagère pas. Ma lettre a été envoyée.

Les busards fous feraient un chapitre à eux seuls ; mais j'en ai fini avec eux. Je commençais enfin à croire que, dans la confusion de toute cette affaire, chiens, médecins, gardiens, patients et chasseurs suivaient tous ensemble la route d'Hamlet. Je donnerais beaucoup – préjugés mis à part – pour donner à quelques prochains amis et secoueurs de tête (les Marcellus et les Bernardo de la société – « Nous pourrions, et si nous voulions… ») quelques tours avec ces chiens surnaturels. Comment je passais mes soirées, comment je passais mes journées, sauf à étudier occasionnellement de vieux romans, à passer occasionnellement une heure à jouer au billard fou, à jouer occasionnellement aux dames ou aux échecs avec quelqu'un suffisamment intelligent pour connaître les mouvements, je ne le sais pas. . J'étais trop faible de tête et trop malade pour étudier, comme je l'ai dit, ou pour me débarrasser des bavures. Le dimanche, je prenais le thé à cinq heures avec le Maître, le seul patient aussi privilégié, je pense ; mais il parlait habituellement d'un certain Dr Blanc et de l'infériorité des asiles français, à défaut de l'aîné Grossmith, et je n'en valais pas mieux. À deux reprises, un jeune médecin – un membre de la famille et de l'entreprise, car Pecksniff Hall était un fait bien connu dans la société du comté, et ce depuis plusieurs générations – m'a demandé de dîner avec lui chez lui, en dehors également de l'asile. Je l'ai trouvé assez bon garçon et sa femme très gentille ; et je désespère de faire comprendre à mes lecteurs combien il était agréable de dîner en gentleman à une table agréable. Aucun autre patient n'est venu ; et, comme il l'a dit, nous avons « coulé le magasin ». Ne lui est-il jamais venu à l'esprit que la « boutique » et moi étions plutôt incongrus ? Il aimait les burlesques et il était bon au billard ; et il ressemblait à un simple officier de cavalerie lourde. Le directeur m'a informé qu'il m'avait reçu pour la deuxième fois contre la volonté de sa famille. J'étais malade et sentimental, et je pensais à quel point le vieil homme était gentil et à quel point sa famille avait dû être dure à me reprocher le seul foyer que je semblais susceptible d'obtenir. J'ai parfois espéré depuis que la famille avait son propre avis sur l'affaire et n'avait aucune envie de se rallier au mien ; mais je ne sais pas.

Un artiste, en collaboration avec une romancière, a amené une petite pièce intitulée « Tasses et soucoupes » à jouer dans la salle à manger. Une joyeuse petite pièce, pensai-je, et les gardiens et les domestiques l'aimèrent assez bien. Mais après l'avoir regardé pendant un moment, je me suis retiré dans ma solitude, car c'était plus que je ne pouvais supporter. Le fou à côté de moi s'élargit à haute voix sur le prix des pommes de terre, qui était en dehors du terrain. C'était un riche fou, il m'avait emmené faire un tour en voiture quelques jours auparavant, avait dévoilé ses « biceps » pour mon admiration – c'était encore moins bicipiteux que le mien – et était très en colère parce que je lui demandais son « Daily Telegraph », " quand il a dit qu'il n'en avait pas fini avec ça. Des rumeurs de guerre couraient alors dans l'air ; et même si c'était avant l'époque où Jingo était devenu une puissance, il était Jingo plus intensément et plus manifestement que la fleur des music-halls. Si le ministre de l'Intérieur a profité des fioles de mépris que M. Forbes lui a versées sur la tête dans son fougueux « Fiasco de Chypre », il doit avoir assez à faire en ce moment pour apprendre la géographie de la Perse et de la vallée de l'Euphrate ; mais il pourrait encore trouver le temps de rendre un bon service à Jingo, emprisonné. Où est la vigilance conservatrice qui laisse un vote comme celui-ci perdu pour l'humanité ? Vint un prestidigitateur portant un nom grec, que j'évitai ; vint une enfant harpiste, avec un concert, appelée la petite Ada Somebody, que je ne voulais pas aller entendre ; et il y avait divers partis du côté des « dames », auxquels je ne pouvais pas me résoudre à faire face.

Ce côté féminin avait pour moi toute la fascination étrange de l'inconnu. Elle occupait la moitié de la grande maison ; et il y avait d'ailleurs une petite colonie de dames dans une jolie petite maison au nom doux et poétique, dans le parc voisin. La galanterie native des médecins semblait les maintenir constamment du côté des dames. Si jamais j'en demandais un, il était toujours là et me verrait à son retour. Mon ami l'officier pénétrait dans les mystères et décrivait les petites parties de cartes et les soirées musicales comme quelque chose de très étrange. Je n'ai pas pu être incité à y aller et le dossier est perdu. Mais j'ai rencontré les pauvres femmes lors de mes promenades quotidiennes et dans les jardins, et j'ai appris à connaître nombre de leurs visages ternes. L'un d'eux, dans une chaise de bain, m'a abordé une fois brusquement sur la voie publique alors que nous traversions, avec l'un des pires mots de la langue anglaise, et m'a renvoyé chez moi, hébété et rêveur. Les gardiennes les accompagnaient ; de jeunes femmes élégantes avec des boucles d'oreilles, pour la plupart, qui auraient pu être engagées en gros par Spiers et Pond ; qui échangeaient de nombreux clins d'œil amicaux et signaient avec leurs homologues du côté masculin à leur passage. Dans quels rangs ils sont recrutés, je l'ignore et je n'ai pas de souhait particulier à vous demander. La tristesse de la chose était très profonde ; car, sachant ce que nous, les hommes, supportions, j'ai beaucoup spéculé sur ce que ces femmes en cage pourraient avoir à supporter. La loi pour nous est la loi pour eux. Les maladies nerveuses qui nous attaquent attaquent décuplé leur organisation la plus délicate ; et ils ne sont pas plus à l'abri du mal ou de l'égoïsme que nous. Combien de fois, pour ne citer qu'un seul danger, les fantaisies de la fièvre puerpérale pourront-elles être qualifiées à tort de folie, et traitées ainsi, dans ces lieux et parmi ces compagnons ? Nos femmes et nos sœurs ne sont pas très à l'abri de la Bastille, comme c'est le cas actuellement.

Mon temps passait. Pendant les rigoureux mois d'hiver, l'asile était entre les mains des ouvriers, en réparation. Les grands couloirs sonores étaient tapissés et peints, les pièces rénovées, la chapelle décorée à la mode. Les ouvriers travaillaient de nuit comme de jour ; et les patients se faufilaient dans les passages en capote et se réchauffaient auprès de feux occasionnels. J'ai pensé qu'un meilleur moment aurait peut-être pu être choisi ; et la confusion me parut pire encore ; mais cela ne me regarde pas. « Est-ce que Dieu ferait nuit ! » J'ai pensé le matin; et "Est-ce que Dieu serait le matin !" la nuit, lorsque les gardiens revenaient précipitamment de leur heure de sortie, remplissaient les couloirs de conversations, de bruit et de jurons, et apportaient avec beaucoup de cérémonie des bougies de lit à dix heures. L'assiette était magnifique; et certains chandeliers si grands que je me demandais parfois si mon gardien pour le moment – on les emmenait dans des pièces différentes chaque nuit, pour éviter que nous devenions trop dépendants de qui que ce soit, je suppose – allait me précéder à reculons vers ma chambre. Le petit-déjeuner commun commençait à huit heures et le dîner commun à une heure. Il y avait deux ou trois tables de mess différentes pour ceux qui vivaient en commun ; et les autres mangeaient séparément, chacun dans sa chambre. J'ai longtemps usé du dernier privilège ; mais je rassemblai enfin une sorte de courage désespéré, et pensai qu'il valait mieux affronter les miens autant que je le pouvais. D'ailleurs, à la table commune, il y avait en somme de quoi manger ; tandis que les repas privés je les trouvais singulièrement barmécides et décharnés. Je suppose que, comme Oliver Twist, j'aurais pu en demander plus. Mais j'avais peur de tout et de tout le monde et, craignant un résultat similaire, je me suis abstenu. Les visages au tableau ont peu changé ; car notre pays était pratiquement un lieu pour les incurables. Bienveillante, la Mort les changeait parfois, comme je l'ai dit. Certains de ceux dont je me souvenais au cours de mes premières règles avaient visiblement changé pour le pire, comme le pauvre chanteur de la chanson de la bière, qui me semblait toujours aux prises avec un sentiment de mal dont il ne pouvait pas parler. Dans les asiles publics, me dit-on, les remèdes sont nombreux. Ce n'était pas le cas chez nous. Il y avait des moments où les patients étaient transférés vers un autre asile – pour le pire, peut-être ; car j'ai dit que Pecksniff Hall possède les meilleurs témoignages des commissaires ; mais, à l'exception de l'ami dont j'ai parlé, je ne me souviens d'aucun cas de libération, sauf un. Il y avait parmi nous un ecclésiastique dont la femme logeait dans le village voisin. Elle était avec lui tous les jours, le surveillait tous les jours, marchait avec lui tous les jours et ne me semblait jamais le quitter jusqu'à ce qu'elle l'emmène. Courageuse petite femme, comme je l'ai honorée ! car son courage a dû être suffisamment mis à rude épreuve. Si mes papiers font réfléchir une relation, tout ce que je peux espérer aura été fait. Le Maître m'a accordé beaucoup de crédit pour cette guérison. Puisse-t-il le mériter ! car il doit avoir besoin de quelque chose à écrire au crédit.

Les commissaires que j'ai vus une fois lors de mon deuxième confinement. Ils sont tombés, comme un loup sur le troupeau, de manière inattendue. Leur approche est, je crois, toujours cachée aux patients, de peur de les bouleverser. Ils sont venus avec des billets aller-retour de la ville, valables pour une journée. Ils ont fait une incursion soudaine dans ma chambre — deux ou trois, j'oublie lesquels, mais l'un d'eux était un petit monsieur boiteux qui posait des questions : Est-ce que j'étais à l'aise ? Ai-je eu des maux de tête ? – (enfin, j'en ai eu ce jour-là, à cause de la peinture) — et ai-je entendu des voix ? Mes housses de chaise étaient en train d'être retirées à ce moment-là et je n'avais pas d'espace pour réfléchir, encore moins pour parler. Deux fois dans la journée, j'ai supplié les gardiens de pouvoir les revoir, mais ni eux ni le médecin, bien entendu, je ne les ai vus. Je dis que je n'ai jamais été fou ; et il n'y a pas un lecteur honnête de cette histoire qui ne me croie. Et c'est tout ce que j'ai vu des commissaires de Sa Majesté à la folie. Ai-je eu tort de qualifier cela de farce ? Je n'ai rien à leur proposer. Là où le travail est mal fait, la critique peut faire du bien. Là où cela n'est pas fait du tout, la critique reste silencieuse. ' *Où il n'y a rien, le roi perd ses droits.* » J'écrivis ensuite, quand j'étais libre, à l'un d'eux, qui avait été autrefois un de mes amis, comme je croyais de mon devoir de l'écrire. Il était alors certainement *functus officio* , et bien hors de lui. Mais il n'a jamais répondu à ma lettre ; ce que je n'ai aucun doute qu'il a fait avec complaisance, comme une absurdité de fou. Ce doit être un endroit assez confortable où les officiers, les médecins, les avocats et les proches sont tous plongés dans une histoire, et, dans le monde d'en bas, il y en a peu pour vous trouver.

Comme le disait celui à qui je devais maintenant ma liberté, cela devait bientôt conduire à un ramollissement du cerveau. La tension était devenue terrible. La croyance à l'existence d'un système de pillage organisé au sein de cet équipage indiscipliné, qui aurait pu avoir une tête plus forte que la mienne ne l'était alors, m'épuisait, même si j'essayais de m'en défendre. Certains hommes y ont joué, comme je l'ai dit. Et je devenais trop malade et trop nerveux à cause de cette épreuve pour être bien plus qu'une sorte d'automate. J'ai même commencé à avoir une sorte de sentiment que c'était ma maison et que je pourrais être de nouveau obligé d'errer quand ils se lasseraient de moi. Lorsque le parent dont j'ai parlé est venu séjourner dans une ville voisine - et non à l'asile, heureusement pour moi - on m'a permis de passer la journée comme un garçon malade , et même dans ma maladie, j'ai ressenti les objections du médecin de maison. à me donner trop de congés de l'école. Conscient des belles forces de mon cœur et de mon cerveau, la misérable indignité de tout cela me choquait encore plus que de plus grands péchés ; et c'est toujours le cas. On peut juger de mon état de santé par le fait que je n'ai pas insisté, et à peine même souhaité, mon renvoi. Mais l'habile médecin qui était venu me voir — j'en suis maintenant presque à la fin de mon histoire — et qui avait sauvé d'autres que moi, a pratiquement insisté là-dessus ; et un matin je reçus à l'asile la nouvelle que je devais partir. Je ne pouvais pas y croire, je ne pouvais pas l'accepter ; Je me pensais en permanence « sur l'establishment ». Les médecins sourirent avec un dégoût sardonique ; a laissé entendre qu'un grave danger menaçait la société et a fait allusion à un *au revoir* . Les gardiens aussi, souriant en général et tendant des mains pleines d'expectative. J'avais droit à un peu d'argent de poche quand j'étais bon, mais je n'avais pas grand-chose à donner. Depuis, après réflexion, je n'ai pas été enclin à faire des dons abondamment. Le dernier rapport des « serviteurs » fut — je ne saurais dire si c'était lié ou non au resserrement des cordons de ma bourse — qu'ils ne m'avaient jamais vu pire. Le « traitement » ne m'avait donc servi à rien, en tout cas. Mon nouveau tuteur m'a emmené dans sa maison au bord de la mer et, avec sa femme et sa fille, m'a donné pour un temps une véritable maison et a été plus que gentil. Il n'avait pas beaucoup d'aide. D'un proche parent à l'étranger, il reçut une lettre injurieuse ; du maître de Pecksniff Hall un avertissement colérique selon lequel il accueillait chez lui « un patient suicidaire et homicide, le plus dangereux de son établissement ». Mais quelques jours auparavant, l'homme m'avait invité à sa propre table à thé, seul avec sa femme et ses jeunes filles. Comment concilie-t-il les deux choses ? L'accusation était cruelle et a failli me voler la maison durement gagnée. Mon sauveur n'en a pas cru un mot ; mais sa femme était naturellement effrayée, et pendant une nuit ou deux un nouveau surveillant dormit à ma porte, et je dus me soumettre à un nouvel interrogatoire de la part de deux autres médecins pour l'édification de la Commission. Ils dirent que mon œil s'égarait, et rédigèrent un tel certificat que moi, qui l'ai vu, j'ai réussi à le leur faire renvoyer. Sans me revoir, ils en rédigèrent gentiment un autre dans des termes tout différents, qui doit être le dernier document enregistré et inscrit dans mon dossier. Mais ma santé mentale s'était alors rétablie et j'étais libre, malgré les protestations qui, à côté de l'opinion précieuse des gardiens, privent Pecksniff Hall de tout titre de « guérison ».

J'avais encore beaucoup à supporter. Pendant longtemps, comme je l'ai dit, j'ai été représenté comme un « délire » à l'égard de mes proches. Le fait qu'ils m'aient placé dans un asile, je présume, n'en est guère un. Les circonstances étaient toujours aussi défavorables à moi, et les étourdissements menaçaient encore de réapparaître, tandis que les rêves d'asile, bien sûr, me hantaient encore plus. Ils m'ont enfin quitté ; mais j'ai dû les combattre, et je l'ai fait cette fois-ci, avec la force de qui j'ai osé, comme je suis obligé de le dire. J'ai encore voyagé et je me suis amélioré, m'obligeant à m'intéresser de nouveau aux scènes et aux gens qui m'entouraient. Enfin, et à une heure heureuse pour moi, je me suis marié ; même si j'avais presque décidé que je ne le pourrais jamais. Un parent m'a écrit une lettre impertinente à propos de cette

« démarche extraordinaire » ; ce qui est, comme le dit la jeune femme dans la comédie, « une chose fréquente dans la métropole ». Un autre m'a écrit moins d'une semaine après mon mariage pour me menacer d'être à nouveau enfermé. Cela a effrayé ma jeune femme pendant quelque temps, me l'a-t-elle dit depuis ; mais c'est une femme courageuse et elle a tenu sa langue. Je me suis ensuite retrouvé accusé d'« habitudes intempérantes » – à peu près aussi proches de la contrefaçon ; et la bêtise a emporté l'aiguillon. Mais ce n'était pas sympa. Il vaut mieux expier le mal que de l'excuser par le pire, je pense ; mais c'est une question de goût.

' *Liberavi animam meam.* « Mon histoire est racontée, comme c'était clairement mon devoir de la raconter, au prix d'une certaine douleur. Que ceux dont le devoir est de réparer cette méchanceté fassent le leur, ou, à leurs risques et périls, laissent cela en suspens. 'M. Hardress Cregan, dit Miles dans le Colleen Bawn, je vous fais cadeau du mépris d'un voyou. Et, avec un dégoût et un mépris infinis, et un petit espoir de choses meilleures, je dédie cette histoire vraie des Bastilles de la joyeuse Angleterre à tous ceux qu'elle peut concerner.

'L'ENVOI.'

Si les lecteurs de cette histoire véridique veulent imaginer un certain nombre d'hôpitaux pour le typhus, où chacun d'entre eux, homme ou femme, peut être enfermé parmi les cas les plus graves dès les premiers symptômes d'un rhume de tête - avec des principes moraux. , sociales et physiques au-delà de la capacité de description de l'homme - ils connaîtront quelque chose de la signification des asiles d'aliénés privés et de notre « loi sur la folie ». S'ils réfléchissent davantage aux chances qu'ils auraient alors d'échapper à l'infection, ils ne s'étonneront pas que les asiles d'aliénés privés ne soient pas réputés pour leurs remèdes. Cela les concerne plus que moi ; car qui est prévenu vaut mieux que deux, et je n'ai pas peur de retomber dans le piège. Mais je n'hésiterai pas, sur la base d'une théorie confortable du « laisser les choses tranquilles », du « passé étant du passé », etc., à exposer ce que je pense et ce que je sais. Je serai utile aux autres si je le peux. Si tout le monde se tournait les pouces sous les blessures, nous ne progresserions pas beaucoup. Je n'ai pas besoin de m'excuser pour le caractère directement personnel du récit que j'ai écrit ; car ce n'est qu'en tant que compte directement personnel qu'il peut avoir une quelconque valeur. L'imputation de folie ne me troublera plus longtemps. Pour ceux qui me connaissent, c'est absurde ; avec ceux qui ne le font pas, ou qui, me connaissant, veulent le répéter, je ne m'en soucie pas. Si j'écris ce court post-scriptum, c'est parce que j'ai entendu, à mon grand amusement, que depuis la publication de cette histoire certains de mes critiques m'ont fait l'honneur d'en parler comme d'une preuve de folie en soi ! Je peux seulement dire avec Theodore Hook, si c'est lui qui l'a dit : « Monsieur, si vous pouvez croire cela, vous croirez n'importe quoi. Mais ils n'y croient pas. C'est la vieille question de l'honnêteté et de la malhonnêteté, et cela ne me concerne pas. Je suppose que je suis soit fou de ne pas tenir ma langue, soit fou de penser qu'ils peuvent me croire — n'importe quoi pour un ricanement, depuis des temps immémoriaux la soupape de sécurité de l'ennui ou de la mauvaise nature. Il est difficile pour quiconque de croire à une erreur aussi gratuite. C'est la défense de ceux qui, sans l'ombre d'une excuse, m'ont marqué de la marque la plus cruelle qui puisse être frappée sur n'importe quel homme. La chose était faite. *Magna est veritas* , en fin de compte : même si je pense que cela devient de plus en plus rare.

Le remède pour avoir été enfermé dans un asile, comme nuisance, est l'action pour séquestration. Merci. Aller au droit en Angleterre n'est ni plus ni moins qu'un amusement pour un homme riche, qui peut aimer avoir tous ses cors blessés, ou pour une « entreprise », qui n'en a pas. Vous devez être prêt à vous soumettre à de nombreuses sortes d'insultes, voire à l'outrage au tribunal si vous les ressentez. J'ai moi-même été avocat et j'ai ma propre opinion sur la valeur des méthodes de la loi, y compris le contre-interrogatoire, comme guide vers la vérité et comme moyen de justice. J'ai consulté un notaire, en vue d'une action ; mais il apprit que la première étape que j'exigerais serait de prouver exactement comment la chose a été faite et qui l'a fait exactement, alors que l'essence même du mal était que j'étais trop faible à cause d'une maladie commune pour savoir ce qui se passait. en cours de réalisation. (Si j'avais été en bonne santé et fort, j'aurais au moins essayé de renverser tout le monde.) Si j'avais commis une erreur, je serais « inadapté », ou autrement escroqué de manière honoraire de mes droits : étant donc sain d'esprit et ayant été un avocat, je laisse tomber; et j'étais obligé de me consoler du mieux que je pouvais avec l'apothegme énergique de Bumble — jamais aussi énergique que dans ce cas : « La loi est un casse-tête.

Toute la confusion, pire encore, qui entoure tout ce qui concerne la forme de maladie humaine la plus palpable, quoique la plus terrible, a probablement son origine dans le souci des gens de bon cœur d'échapper à la loi de la peine capitale sous quelque prétexte que ce soit. Ils traitaient les gens de « fous » pour les empêcher d'être pendus, alors qu'ils savaient qu'ils n'étaient rien de tout cela. De nombreuses consciences saines ont été poussées à l'évasion ou au mensonge comme un péché moindre, ou un droit plus noble, que de « respecter » les mauvaises lois. Cette forme particulière d'évasion ayant été établie pour le bien, la Loi fut assez prompte à en profiter pour le mal, pour introduire de nouveaux torts. Pour le reste, laissez mon histoire parler d'elle-même. Je n'ai nullement caché l'étendue de la maladie nerveuse dans laquelle je tombai, décuplé par cette indicible cruauté. Je répète que c'est la chose la plus cruelle qui puisse être faite à un malade nerveux : et c'est, ou peut être, chaque jour le fait de la loi, qui connaît à peine, je pense, quel tort elle ne favorise pas. C'est comme trouver un homme au bord d'un précipice et, au lieu de le retenir, lui donner une poussée amicale en lui disant : « Allez-y et soyez damné ! La Loi ne bougera pas en la matière ; mais pour son propre honneur, la médecine le peut ; et je suis heureux de voir que le « Lancet » a bien pris le cancer en main. Je crois que le glas des asiles privés sera bientôt sonné. Dès que nous trouverons un ministre de l'Intérieur suffisamment honnête et courageux pour aborder la question sans broncher, tout le tissu de la supercherie et de la tromperie fondra comme la cire dans le feu. Amen. Car il est temps.

Note de bas de page:

[1] Cet épisode est légèrement corrigé du récit tel que publié dans le journal dans lequel il est paru pour la première fois. J'avais compris qu'il s'agissait d'un partenariat entre le propriétaire de l'asile et l'un des médecins, ce que j'avais tort. Pour moi, la correction ressemble aux célèbres excuses de l'aspirant Easy.

www.ingramcontent.com/pod-product-compliance
Lightning Source LLC
LaVergne TN
LVHW041436170726
843492LV00008B/2638